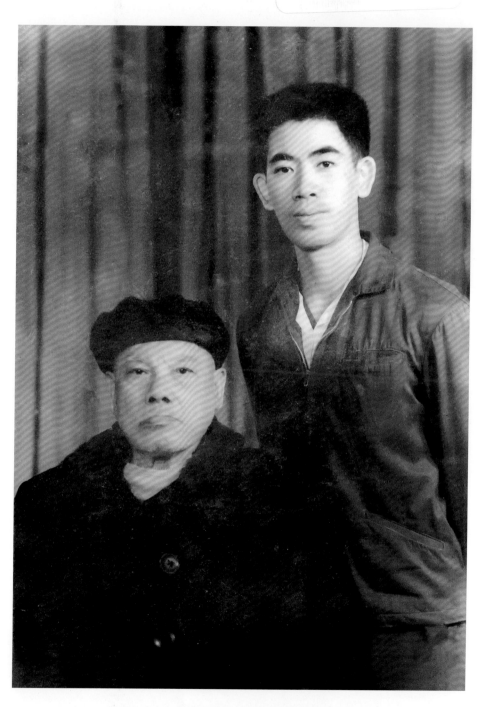

霍列五（左）与其子霍毅（右）摄于 20 世纪 70 年代

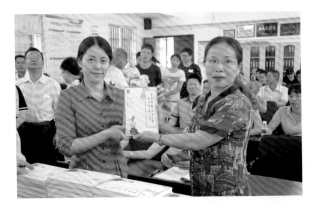

霍氏单方传人霍筱薇（左）向海南省琼中县卫计委副主任、琼中县中医院院长唐丽蓉（右）捐赠100本单方书用于中医单方普及

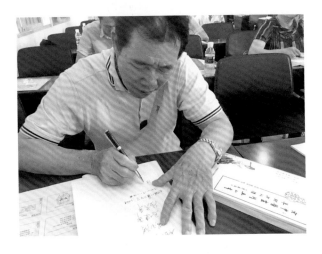

从医30多年的海南省琼中县湾岭镇新坡卫生室的乡村医生罗召伯，推荐草药过江龙治产后大出血

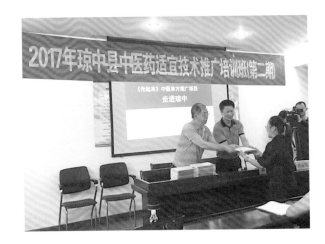

2017年"传起来"中医单方推广项目走入琼中

霍列五效验单方

霍毅 霍筱薇 编著

中国健康传媒集团
中国医药科技出版社

内 容 提 要

本书为《老中医霍列五60年单验方秘传》的续集，是从海南名老中医霍列五验证过的大量单验方中再次精选集结而成。这些单验方具有简单方便、省时省钱、安全可靠、疗效显著的特点。不仅可为基层医务工作者和中医爱好者提供参考，更可为众多患者提供帮助。

图书在版编目（CIP）数据

霍列五效验单方 / 霍毅，霍筱薇编著 . —北京：中国医药科技出版社，2018.10
ISBN 978-7-5214-0181-3

Ⅰ . ①霍… Ⅱ . ①霍… ②霍… Ⅲ . ①单方（中药）–汇编 ②验方–汇编
Ⅳ . ① R289.5

中国版本图书馆 CIP 数据核字（2018）第 066231 号

美术编辑　陈君杞
版式设计　也　在

出版　**中国健康传媒集团** | 中国医药科技出版社
地址　北京市海淀区文慧园北路甲 22 号
邮编　100082
电话　发行：010—62227427　　邮购：010—62236938
网址　www.cmstp.com
规格　710×1000mm $\frac{1}{16}$
印张　15 $\frac{1}{2}$
字数　208 千字
版次　2018 年 10 月第 1 版
印次　2024 年 5 月第 3 次印刷
印刷　三河市万龙印装有限公司
经销　全国各地新华书店
书号　ISBN 978-7-5214-0181-3
定价　**45.00 元**

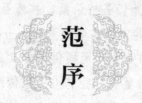

范序

2014 年底，在超强台风"威马逊"赈灾义卖会上，我结识了海南霍氏单方传人霍筱薇。在交谈中得知她和她父亲在整理其爷爷行医 60 多年使用的中医单方，当即让我非常佩服。一个 80 后女孩子，能安静下来，和爷爷留下的"故纸堆"打交道，并愿意将"家传秘诀"公布于世，让老百姓可以自己治疗小毛病，真是难能可贵。我表示一定要支持她的善愿。于是我们开始了挽救中医古籍与慈善结合的历程，形成了忘年交的合作人和师生关系。

2016 年底，第一本海南霍氏单方——《老中医霍列五 60 年单验方秘传》出版了。海南省医疗救助基金会联合霍筱薇父女发起了《传起来——老中医霍列五单方书慈善项目》，得到潘孝智、顾国贞、于匡伟等许多爱心人士响应，并获得著名旅法画家吴孔奇的支持，将优秀的中医药传统文化传播至海外。截至 2018 年 1 月，义购达 3500 多本。大部分单方书通过基金会送给了海南贫困地区的乡村医生。

送方下乡，授人以渔，正成为海南健康扶贫的亮点。霍筱薇在白沙青松村参与精准扶贫活动，把 100 本单方书送到这个苗村。有个情节特别让人感动，苗村的阿婆说，村里要有人看病，到最近的卫生院也要跑三十多公里，非常不容易。单方书里的材料，这么便宜又方便，太适合我们这种看病不方便的地方了。

慈善项目得到了海南陵水一位爱心人士的支持，她承诺每个月认捐10本书，送给贫困家庭和乡村医生。她不愿意透露自己名字，我们便称她为"陵水雷锋"。至今她仍坚持认捐，并感召了"海口雷锋""三亚雷锋""海口好心人"等一些不愿具名的爱心人士一起参加认捐活动。

霍筱薇一直在自己的业余时间提供单方义务咨询答疑，网上的单方连载，也有数百万的传播量。一些有中医家传的网友，包括老中医的后人，找到霍筱薇，愿意将他们手中收藏多年的秘方贡献出来，希望得到更好的开发保护，让更多的人受益。因为传承中医文化的善举，霍筱薇还获评为海南首届十大最受关注"福彩公益之星"。

中医是中华民族世代传承的宝贵财富，但近百年来，中医没有受到文化上的虔诚对待，它与传统断裂的现象越来越严重。幸好，有不少热爱中医的有识之士埋头书案、精勤为学，继承而不泥古、发扬而不离宗，将中医典籍中的字字珠玑呕心沥血，转化为寻常百姓防病健身的良方，以医者仁心传承并推动中医的普及应用和创新发展。这本书就是一个家族情怀的传承与延续，倾注了霍筱薇和她父亲、爷爷三代人数十年的心血，饱含着三代人对于与中医血脉相连的传统文化的认识，隐含着三代人基于文化自信的民族自信。

中医的悲悯情怀，正是善的传承。

霍氏三代，济世传方，百年善愿，惠及百姓，惟愿越行越远！

海南省医疗救助基金会副理事长兼秘书长　范廉君
2018 年 4 月于海口

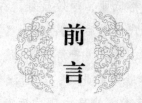

前言

　　本书为《老中医霍列五60年单验方秘传》的续集。《老中医霍列五60年单验方秘传》凝聚了霍家三代人的心血，并经30多年整理而成，第1辑自2016年10月问世后引起强烈反响，不到3个月印刷5次，仅海南一地发行超过万册，成为海南最畅销的中医书籍，并得到当地主流媒体的多次报道和连载。

　　为了弘扬中医药文化，2017年6月份，海南省外事侨务办特别将《老中医霍列五60年单验方秘传》一书，选入《侨务交流丛书》出版，推荐给广大海外侨胞，使中医药文化在海外得到广泛推广。

　　先父行医60多年，最大的心愿就是，让百姓少花钱、治好病。为了更好地传承中医药文化，传递简便验廉的单方，《传起来——海南老中医霍列五单方书慈善项目》得到海南省医疗救助基金会的大力支持。由爱心人士捐款认购，通过基金会送给海南乡村医生、乡村教师、贫困大学生、志愿者，指导贫困病患使用简便的单方，已让上万贫困患者受益。

　　应广大读者的强烈要求，现再次从先父行医多年所收集的众多单验方中，精选300多方子集结出版。为方便广大基层医务人员以及让广大读者在对症择方时有所参考，本书介绍的方子都详细介绍其宜忌、具体药性及适应证，其中部分方子还附有先父的应用体会，或历代医家对该方的评价和案例。

中医药学博大精深，是个伟大的宝库，而单验方则是这个宝库中当之无愧的瑰宝。单验方药味不多，对某些病症往往具有独特疗效，而且药源易得，使用方便、价格低廉、疗效显著，深受古今医学家的厚爱和关注。不少医学专著如晋代《肘后方》、唐代《备急千金要方》《外台秘要》、宋代《普济本事方》、明代《普济方》、清代《验方新编》《拔萃良方》等都收载了大量的单验方。此外，民间流传的单验方也极为丰富。荣获世界诺贝尔奖的青蒿素，就是中国中医科学院研究员屠呦呦受到《肘后方》中青蒿治疗疟疾的验方启示而研制成功的。

方药皆有其应用范围，单验方也不例外。单验方固然可贵，但毕竟有其局限性，因此在采用时，不仅要注意对症择方，如同时有多种症状时，应采用复方治疗为妥。此外需要提示的是：本书提供单验方的目的是为患者提供一种治病祛疾的选择，建议患者应用前务必咨询专业医生，以确定是否适合应用。

2018 年 4 月 11 日，习近平总书记视察海南，参观博鳌乐城国际医疗旅游先行区规划馆时指出：人民群众的获得感、幸福感、安全感都离不开健康，要大力发展健康事业，为广大老百姓健康服务。海南健康产业发展迎来历史机遇期，"健康海南"正成为海南改革再出发的战略性名片。

谨以此书为海南建省办经济特区 30 周年诚挚献礼。

霍　毅

2018 年 4 月

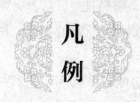

凡例

1. 本书为《老中医霍列五 60 年单验方秘传》的续集，收录的方子仍主要应用于部分常见病、多发病，并增加了一些第 1 辑中没有介绍过的病症，如疝气、瘰疬、疔疮、臁疮、疥疮等病症。

2. 本书所收录药方，以单方为主，并收录部分属于复方的验方。所收方子以安全可靠、简便价廉、疗效显著、易学易用易推广为特点，而对某些含有一定毒性药物的药方，尽管疗效显著，但为安全计，暂不收录。

3. 本书常一症多方，目的是为患者提供便利，能有多个选择。本书也常一药用治多症，如夏枯草是治疗高血压、头痛的妙药，此外还可用于肝炎、瘰疬、皮肤瘙痒；仙鹤草善于止血，用治功能性子宫出血、痔疮便血，还可用于眩晕、贫血、产后盗汗；蒲公英功能清热解毒，对肝炎、胃炎、乳痈、痄腮、目痛、牙痛等都有很好的疗效。这是由于许多单方本身可以治疗多种不同病症，为方便患者特分别收录。

4. 关于本书常用的几个名词，特解释如下：文火即小火；武火即大火、猛火。煎服，即煮后服用；炖，有两种，一种是将药置放于有盖的碗盅中，然后放在锅中隔水炖熟，另一种是直接放在砂锅里用文火久炖。由于许多药物如用铁罐煎煮，容易产生对身体有害的化学反应，故煎药应选用砂锅为妥。

5. 煎药需要加水量除方中已标明者外，一般加水可视药物份量多少而定，通常是加水浸过药面约 1 指节即可。

6. 有些药物根据需要，需经过炒、焙、烧炭等工序者，如药店不备，还需自己加工，可采用砂锅用小火细心炒焙，并按方中要求加工至微黄、焦黄或呈炭色。

7. 关于煎药时间长短，除方中有标明煎煮时间者外，通常水沸后再煎 10 多分钟即可。此外，芳香类及解表类药物不宜久煎，煎久会影响药效；滋补类药物可用小火慢煎 30~40 分钟，药效才会充分释解。

8. 对于服药方法也应当注意，病在上焦（心、肺部），欲使药力停留较久，宜饭后服；病在下焦（膀胱、肠），欲使药力迅速下达，宜饭前服；清热解毒药、润肠泻下药、滋补药宜空腹服等等。

9. 忌口，是中医学所特有的内容，指的是患者在饮食方面的禁忌。如患糖尿病的患者应禁食高糖饮食；肾炎水肿者应忌食过咸，以低盐为主；患荨麻疹等皮肤病者忌食鱼虾；患慢性腹泻者需注意节制饮食，忌食辛辣、油腻之物等。此外服用镇静安神药时不宜进食带刺激性的食物；服用消导化滞药时不宜进食黏腻不易消化的食物；服用温性祛寒药物时不宜进食生冷食物等。

总之，读者在选用本书所载方子时，应当注意严格按照书中的要求忌口。

目录

❖ 内 科 ❖

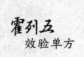

外　科

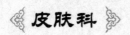

皮肤科

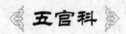

五官科

❀ 妇 科 ❀

❀儿　科❀

❀ 其 他 ❀

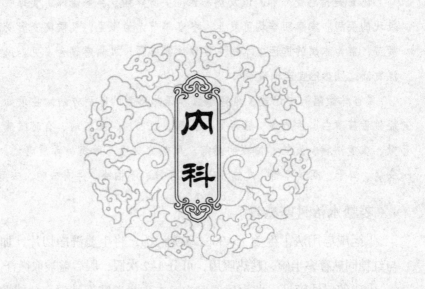

内科

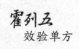

感　冒

感冒是指感受外邪，以发热恶寒，头身疼痛，鼻塞流涕，喉痒咳嗽为主要表现的疾病。本病四季均可发生，冬春季节尤为多见，气候突变时受凉或过度疲劳，常为本病的诱因。本病主要以风寒感冒、风热感冒为多见。风寒治宜辛温发汗，风热治宜辛凉清解。

《杏林微蕴》中记载了风寒感冒和风热感冒的鉴别方法，兹录如下。风寒症见舌苔薄白、舌质淡、脉浮紧，头痛、肌肉痛、关节痛、有时腰痛，伴有咳嗽、咳痰清稀、发热、怕冷明显等。风热症见舌苔薄黄、舌质略红、脉浮数，头痛、口干、咽喉疼痛、发热汗出体温不降、不怕冷，伴有咳嗽、咳痰黏稠。

❧ 姜糖水治风寒感冒

［组成与用法］生姜 15~30g、红糖 20g，将生姜洗净切片，加水一碗，与红糖同煎存多半碗，趁热服用，可分 1~2 次服，服后盖被取微汗。

［功效与适应证］此为民间验方，方中生姜味辛性温，功能散寒解表、温胃止呕、化痰行水及解毒，临床常用于治疗风寒感冒、胃寒呕吐、风寒咳嗽、心下痞硬及半夏、南星中毒症。红糖性温，功能和中散寒。二味合用有散寒祛风之功，可用于风寒感冒初起，发热头痛、鼻塞流清涕、身痛无汗者。此方尤适宜小儿风寒感冒，可减半用量。

 本方亦可配合发汗解表的葱白（5~7 根）或杀菌解毒的大蒜（3~5 瓣）同用，效果更佳。此外，对肠胃型风寒感冒有恶心、呕吐、胃痛、腹胀者，可用本方加一味苏叶予以治疗，方用：生姜 15g、紫苏叶 10g，加水 1 碗，煮数沸，加入红糖适量，去渣取汁，趁热服用，每日 2 次。

❧ 紫苏粥治风寒感冒

［组成与用法］粳米 50g、紫苏叶 10g，先将粳米洗净加水适量煮粥，另

用水一碗煎苏叶，煮沸数次，去渣取汁，调入粥内，加红糖适量，趁热服用，大人可 1 次服用，小儿可分 2~3 次服用。

［功效与适应证］此为民间验方，方中紫苏叶性味辛温，功能发表散寒、行气宽中、解鱼蟹毒，主治发热恶寒、头痛鼻塞、咳嗽多痰、胸闷不舒、呕吐、鱼蟹中毒引起的腹痛吐泻等症。本品配合可暖胃和中的红糖煮粥服用，功能疏风解表、补脾和胃，可治风寒感冒。需要注意的是，本方风热外感者慎用。

❧ 四时感冒方

［组成与用法］陈皮 15g、苏叶 3g、生姜 3 片，加水一碗，煎数沸，去渣取汁，趁热服用，盖被取微汗。

［功效与适应证］此方出自清代《经验良方全集》，据云此方服一二剂，服后不论出汗或不出汗，均可自愈。方中陈皮辛苦温，有燥湿化痰、理气健脾之功，临床常用治胸闷不畅、痰多咳嗽、腹胀脘闷、食欲不振、恶心呕吐等症。本品配合善于散寒解表、健胃止呕的苏叶，和胃降逆的生姜，功能解表散寒、行气宽中，适用于四时感冒偏于风寒的肠胃型（有恶心、呕吐、腹胀症状）患者。

❧ 连翘治流行性感冒

［组成与用法］连翘 15g，洗净揭碎，加水一碗，煎存多半碗，代茶频饮，每日 1 剂，连服 3 剂。

［功效与适应证］方中连翘性寒味苦微辛，有解热毒、散风热的功效，可用于外感风热或热病初起，头痛身热，咽痛口渴等症。本品是解热圣药，可用于流行性感冒属于风热的患者，尤其对小儿发热效果奇佳，清热解毒作用亦大。但脾胃虚弱而大便溏泻者不宜服用。

 据《临证本草》载：连翘控制呼吸道炎症功效甚佳，单用 60g，煎成浓液，1 日内分数次服完，连服 3 日，对急性支气管炎、扁桃体炎、急性咽喉炎等，用之甚效，若与金银花同用，

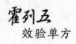

则各用 30g，服法同前，疗效相等。

板蓝根治风热感冒

[组成与用法] 板蓝根 15g、生甘草 5g，加水一碗，煎存半碗，去渣取汁，待温服用，每日 1 剂，连服 3 剂。

[功效与适应证] 方中板蓝根，味苦性寒，有清热、凉血、解毒之功，临床常用于温病发斑、高热头痛、大头瘟疫、烂喉丹痧、丹毒、痄腮、喉痹、水痘、麻疹、肝炎、流行性感冒。甘草味甘性平，功能益气补中、缓急止痛、润喉止咳、调和诸药。二味合用，功能清热解毒，用治风热感冒。

蒲公英治流行性感冒

[组成与用法] 蒲公英 20~30g，洗净切碎，加水两碗，煎存一碗，去渣取汁，代茶频饮，每日 1 剂，连服 3 剂。

[功效与适应证] 方中蒲公英味苦甘性寒，功能清热解毒、消痈散结，主治乳痈、肠痈、痄腮、疔毒疮肿、目赤肿痛、感冒发热、咳嗽、咽喉肿痛、胃炎、痢疾、肝炎、胆囊炎、尿路感染等。本品煎水代茶频饮，具有清热、解毒、利湿的功效，适用于流行性感冒的风热型患者。

鸡蛋糖水治感冒

[组成与用法] 鸡蛋 1 个，冰糖适量（打碎），将鸡蛋打破，倒入碗内，同冰糖调匀，临睡前用开水冲服，盖被取微汗，每日 1 剂，连服 2~3 剂。

[功效与适应证] 此为民间验方，有养阴润燥、清肺止咳的功效，可用治感冒，症见流清涕、咳嗽、发冷等。

按语 《用药点兵》亦有应用鸡蛋治感冒的介绍：对于感冒，以咳嗽、咽喉不适为主要症状的，以白糖 15g、鲜鸡蛋 2 个、麻油几滴，将鸡蛋打破后，加白糖、麻油搅拌均匀后，用开水冲熟，一次吃完，效果较好。

咳　嗽

咳嗽是最常见的呼吸系统症状，引起咳嗽的原因很多，一般主要分为外感咳嗽和内伤咳嗽两大类。

外感咳嗽是由风、寒、热、燥等外邪侵犯肺脏引起的，发病较急，病程较短，同时多伴有鼻塞、流涕、头痛等症。因致病原因的不同，可分为寒咳和热咳。寒咳，多因受寒引起，咳嗽吐稀白痰，鼻流清涕打喷嚏，兼有头身痛，发热怕冷，无汗等现象，脉多浮，舌苔薄白，治宜祛寒止咳。热咳，多因感受外热，或肺内有热，发生咳嗽，咳吐黄稠痰，但不易咳出，口干，咽喉部干燥疼痛，身热有汗，鼻中有火气，治宜清热化痰止咳。

内伤咳嗽多属虚证，是因肺脏本身虚弱，或因其他脏腑有病累及肺脏引起的，发病较慢，病程较长，临床上常见燥咳（肺阴虚损）和痰咳（痰湿犯肺）。燥咳，多发于秋天气候干燥的时候，干咳没有痰或痰少而稠黏，不易咳出，鼻中干燥，咽喉发干，脉多细数，舌苔薄黄，舌尖红，治宜润肺止咳。痰咳，咳嗽气粗，痰多稠结，喉中呼噜作响，胸闷，脉滑，舌苔白腻，治宜化痰止咳。一般的慢性气管炎、慢性咽炎、慢性咽喉炎、支气管扩张、肺气肿等咳嗽多表现为内伤咳嗽。

❦ 黄精冰糖治燥咳

[组成与用法] 黄精30g、冰糖30g，将黄精洗净，与冰糖同放炖盅内，加水一碗，隔水炖2小时，至黄精烂熟为度，吃黄精饮汤，每日1剂，连服3~5剂。

[功效与适应证] 此为民间验方，方中黄精味甘性平，功能养阴润肺、补脾益气、滋肾填精，可用于阴虚劳嗽、肺燥咳嗽、脾虚乏力、食少口干、消渴、肾亏腰膝酸软、阳痿遗精、耳鸣目暗、须发早白、体虚羸瘦等症。冰糖，性味甘平，功能补中益气、和胃润肺，《本草再新》称其有止咳嗽、化痰涎的功用。二味合用，功能补中益气、清肺理脾、益精，可用于肺燥、

肺虚咳嗽，干咳无痰、咯吐不利、食少口干、肾虚精亏等症。本方亦适用于肺结核咳嗽痰中带血之症。

 如限于条件，煎煮不便者，亦可用黄精、冰糖各 10~15g，开水冲泡代茶频饮。

《饮食辨录》载有黄精粥方：黄精 15~30g，粳米 60g，白糖适量，将黄精洗干净，加水适量，煎取浓汁，去渣，加入淘洗干净的粳米煮粥，粥成后加入适量白糖即可。本方功能补脾胃、润心肺，适用于脾胃虚弱、体倦乏力、饮食减少、肺虚燥咳，或干咳无痰、肺痨咳血。黄精粥以 3~5 天为 1 个疗程，每日服食 2 次，对于平素痰湿较盛、口黏、舌苔厚腻，以及脾胃虚寒、大便溏泻者，不宜选用，如食后出现胸满气闷时，应当停用。

🌸 百合冰糖治年久咳嗽

[组成与用法] 百合 120g（鲜者最佳，如无可用干者，量减半），冰糖 12g，同放炖盅中，加水适量，隔水蒸熟，早晚分吃，不可间断，轻者 10 日，重者半月即愈。

[功效与适应证] 此方出自明代《奇效良方》，方中百合性味甘平，功能润肺止嗽、养阴清热、清心安神、美容养颜等，百合为药食兼优的滋补佳品，四季皆可用，如果用于食疗，则以新鲜的百合为宜。冰糖功能滋阴柔肝、润肺止咳。二味合用，功能润肺止嗽，可用于干咳及年久咳嗽者。

本方亦可加用款冬花（功能润肺下气、化痰止嗽）效果更佳。方用：百合 50g、款冬花 15g、冰糖 30g，加水两碗煎存一碗，去渣取汁服，每日 1 剂，连服 5 剂，可用于干咳及年久咳嗽。

🌸 治日久咳嗽良方

[组成与用法] 用甜梨一枚，将梨顶蒂下切开一片，将梨肚中核挖净，

入好白蜜待满，将切下梨顶盖好，再用生白湿面满糊梨上，入炭火中煨黄，取出，去面，食梨。

[功效与适应证] 此方出自清代《拔萃良方》，据云一枚即愈，神效之极。古人称梨为"果宗"，即"百果之宗"，清代名医王孟英《随息居饮食谱》更是把梨誉为"天生甘露饮"。秋季是最适合吃梨的季节，干燥的天气里人们常感到口鼻干燥，有时干咳少痰，每天吃一两个梨可以润肺滋阴，有益健康。中医认为，梨性味甘寒微酸，可生津解渴、润肺清火、化痰止渴、退热降火，对肺结核、支气管炎和上呼吸道感染的患者所出现的咽干、痛痒、暗哑、痰稠等症状也有一定的疗效。蜂蜜味甘性平，功能补中润燥、解毒止痛，可治咳嗽、便秘、胃疼口疮、鼻渊及烫伤等。二味合用，功能滋阴润肺、化痰止咳，可用于热咳及日久咳嗽偏热型者。

 按语　由于目前除部分乡村外，城乡的厨房已普遍使用煤气或沼气，炭火之踪难觅，可改用下法：取雪梨1个，蜂蜜适量，先将梨挖洞去核，装入蜂蜜盖严，隔水蒸熟，睡前服食，每天1次，连服半月以上，也可取得很好疗效。

✿ 沙参玉竹老鸭汤治肺燥干咳

[组成与用法] 沙参30g、玉竹30g、老鸭半只至一只，将鸭去毛及内脏洗净，与沙参玉竹同放砂锅中加水适量，文火炖1小时以上，至鸭肉熟烂后加盐等调味，分数次连汤带肉服用，每天1剂，连服3~5剂。

[功效与适应证] 此为民间验方，方中沙参味甘微苦性微寒，功能养阴清肺、益肾生津，用于阴虚久咳、痨嗽、燥咳痰少、虚热喉痹、津伤口渴等症。玉竹味甘性微寒，功能滋阴润燥、生津止渴，用于燥咳、劳嗽、热病阴液耗伤之咽干口渴、内热消渴等症。鸭有家鸭、野鸭之分，家鸭以白鸭作补益之品最佳，鸭肉味甘性凉，功能滋阴清热、利水消肿，可用于骨蒸潮热、干咳、口渴乏力，以及病后体虚、营养不良性水肿。入药以老鸭为好，取其能增滋补之效。本方对肺结核引起的低热、干咳、心烦口渴及慢性支气管炎之肺燥、干咳等均有效。

为减轻经济负担，方中老鸭可用鸭脚、鸭翅代替。此外，风寒咳嗽及痰湿气滞者不宜采用本方。

山药蔗汁糊治咳嗽气喘

［组成与用法］山药捣碎半碗，甘蔗榨汁半碗，共调匀，放锅中隔水炖熟成糊服食。服立止。

［功效与适应证］此方明代《奇效良方》和民国《丹方精华》等方书均有介绍，方中山药甘平，既能补气又能养阴，补气而不滞，养阴而不腻，为培补中气最和平之品，又能益肺肾、理虚劳及固精，临床常用治脾虚泄泻、肺虚咳嗽、肾虚遗精、带下消渴及小儿疳积等。甘蔗汁性寒味甘，生饮功能生津润燥、解热止渴、利尿通便，可用于口干舌燥、肺热咳嗽、津液不足、身热尿赤、小便不利、大便秘结、反胃呕吐、消化不良等症，甘蔗汁加热则性转温，具有助脾健胃、和中宽膈、益气补脾等功效。二味合用，有补脾润肺、化痰止咳的功效，可用于治疗慢性支气管炎久咳、肺结核咳嗽、脾虚久咳气喘等症。

百花膏治肺燥咳嗽

［组成与用法］百合（炙）6g、款冬花（炙）9g、桑白皮（炙）9g、莱菔子4.5g、冰糖9~12g。前四味水煎，煎好后去渣，入冰糖融化，每日早晚各服1剂，儿童随年龄酌减量，服后多喝热水。加减：喘嗽初起，身发灼热，加杏仁（炒）6~9g。

按语 《中医验方汇选·内科》（1959年版）收录的百花膏可用治肺燥咳嗽日久不愈，并治小儿百日咳。百花膏方见于宋朝严用和的《济生方》，原方只有百合、款冬花两味，后人加味化裁，以适应各种不同的咳嗽证候。

支气管哮喘

支气管哮喘是一种慢性气道炎症的疾病，多在秋冬和春季发病，任何年龄均可发病，但多数始发于4~5岁以前。临床的主要表现为呼吸困难（呼多吸少），上气不接下气，不能平卧并可伴咳嗽、咯痰及口唇青紫等症状。本病属中医学"哮证""喘证"范畴，中医认为病机为宿痰内伏于肺，每因外感、饮食、情志、劳倦等诱因而引动触发，由于哮喘年久反复发作，致肺、脾、肾虚，故治疗应辨虚实。

根据病因的不同，本病常分为肾阴不足型、脾肾阳虚型、痰热犯肺型。肾阴不足型：喘息痰鸣，口燥咽干，咯痰白黏，面红足冷。舌质红，脉细数或正常。治宜滋阴敛阳、纳气平喘。脾肾阳虚型：面青肢冷，形瘦神疲，呼长吸短，动则气急，心悸汗出，咯痰稀薄，或兼少食，便溏，舌质淡，苔薄白，脉象细沉。治宜温阳健脾、纳气归肾。痰热犯肺型：呼吸急促，喉中痰鸣，痰胶黏难出，口苦咽干，常欲冷饮，病情随食辛辣及肥甘而重，苔黄，脉滑数，治宜宣肺定喘。

❧ 薏苡仁粥治哮喘

[组成与用法] 薏苡仁30~50g，粳米30g，淘洗净后加水适量煎熬成粥，加白糖适量调味，每早空腹吃薏苡仁粥一碗，连服2~3个月。

[功效与适应证] 此方出自明代《奇效良方》，方中薏苡仁性味甘淡微凉，功能利水消肿、渗湿健脾、除痹、清热排脓，主治泄泻、水肿、支气管扩张、慢性支气管炎、肺结核空洞、带下、淋证、痹证等。国医大师何任喜服薏苡仁，他在《口述中医》上刊载的"日日食薏仁，祛湿能健身"一文中介绍："湿热的天气，容易犯呼吸系统疾病，哮喘发作，上呼吸道感染等，碰到这种情况怎么办？老年性哮喘，吃什么药好呢？用薏仁煎汤喝，喝上3个月，方方面面都能照顾到。"

❀ 杏仁汤治小儿气喘

[组成与用法] 杏仁 10g，冰糖 15g，加水一碗，煎存多半碗，分 2 次，早晚各服 1 次，每天 1 剂，连服 5~7 剂。

[功效与适应证] 此为民间验方，方中杏仁味苦性微温，有降气化痰，能减轻肺气壅塞，使呼吸通畅而起到定喘作用。但杏仁有小毒，入煎剂量为 5~10g，不宜过量服用，小儿用量尤不宜大，婴儿慎服，以免中毒。冰糖功能润肺止咳化痰。二味合用，功能补肺虚、止咳喘，适用于小儿气喘气促。

 据《山东医药》（1971 年第 2 期）报道：治疗老年性慢性支气管炎，分别用带皮苦杏仁及去皮炒熟苦杏仁研碎，各加等量冰糖分别制成苦杏仁糖。早晚各服 9g，10 日为 1 个疗程。共治 180 例，用带皮苦杏仁糖治疗 124 例，有效率 96.8%；去皮苦杏仁糖治疗 56 例，有效率 75.1%。带皮苦杏仁糖对咳、痰、喘都有良好作用，去皮苦杏仁糖有镇咳祛痰作用，但止喘效果较差。

❀ 哮喘痰气壅塞方

[组成与用法] 雪梨汁 1 杯，生姜汁半杯，蜂蜜半杯，薄荷 21g（研末），放炖盅中和匀，隔水炖熟，分 2~3 次服，服时可用开水送服，每天 1 剂，连服 5~7 剂。

[功效与适应证] 此方出自清代《简便良方》，方中雪梨汁功能生津止渴、止咳化痰。生姜汁功能发表、散寒、止呕、开痰。蜂蜜功能补中润燥、止咳嗽；薄荷功能散风热、清头目、利咽喉。数味合用，据云降痰如奔马，不可轻视。

支气管扩张症

支气管扩张症是常见的慢性支气管脓性疾病，大多继发于呼吸道感染和支气管阻塞，患者多有麻疹、百日咳或支气管肺炎等病史。由于破坏支气管壁形成支气管腔扩张和变形，临床表现主要为慢性咳嗽，伴咳大量脓痰和反复咯血。致病因素主要为支气管感染和阻塞。根据支气管扩张症的临床特征，本病属于中医学咯血、咳血等范畴。

仙鹤草治支气管扩张

[组成与用法] 仙鹤草每次 10g，开水冲泡代茶饮，每日 2 次，连服 7 日为 1 疗程，可连服 2~3 个疗程。

[功效与适应证] 此为民间验方，方中仙鹤草又名脱力草，味苦涩性平，《临证本草》称："仙鹤草有收敛止血作用，血证无论寒热虚实，也不分内外，均可单味应用。""仙鹤草可治疗多种原因引起的咳嗽，尤其是久咳、痰咳效果较好，可单用，亦可与相应方剂配伍应用。""咳嗽痰多气喘、咳痰不畅，用宣肺清肺等止咳药效果不显者，用仙鹤草则效果明显。"

治疗久咳，仙鹤草可单用，也可与红枣合用，《文堂集验方》载："治虚损、唾血、咯血，龙芽草（即仙鹤草）18g，红枣 5 枚，水煎服。"

高 血 压 病

高血压是指人体血压超过了正常标准。正常成年人的血压一般不超过 140/90mmHg。凡舒张压超过 90mmHg 的，不管收缩压如何，都认为是血压增高。而收缩压的高低又与年龄有一定的关系，一般 40 岁以下的，收缩压不应超过 140mmHg；50 岁以下的，不应超过 150mmHg；60 岁以下的，不应超过 170mmHg。否则，都认为是高血压。

高血压有原发性和继发性之分。原发性高血压是一种独立的疾病，多发生于中老年人。继发性高血压则为某些疾病的一种症状，常见于某些肾脏、血管和内分泌疾病。

根据高血压的临床特征，此病属于中医学"眩晕""头痛"范畴。中医认为其发病原因，主要是机体阴阳平衡失调，加之精神紧张、忧思郁怒或过嗜醇酒厚味而致肝阳上亢或肝肾阴虚，出现种种症状，一般初期偏于阳亢，中期多属阴虚阳亢，后期多阴阳两虚。肝阳上亢：头痛眩晕，面红口苦苔黄、烦躁便秘、小便短赤、脉弦数有力，治宜平肝息风。阴虚阳亢：眩晕头痛、五心烦热、腰膝酸软、耳鸣健忘、舌红苔薄、脉弦细数，治宜育阴潜阳。阴阳两虚：眩晕头痛、耳鸣心惊、腰腿酸软、行动气乏、舌红或淡、苔白、脉弦细无力，治宜助阳益阴。

芹菜降压

《江苏中医》（1964年第8期）刊载有名医叶橘泉《农村实用药物介绍（四）》中"芹菜降压"一文：芹菜有两个品种，一种为水芹，另一种为旱芹。旱芹因香气强烈亦称"药芹"或"香芹"，两种均可作药用，药效以旱芹为佳，水芹力稍弱。

高血压，用鲜芹菜洗净切碎，捣榨汁，每日3次，每次半玻璃杯，温水和，饭后服，有显著的降压作用，高血压头痛、头昏、睡眠不安、大便倾向于干结者，效果更佳。笔者曾亲见数人采用此法获得根治。或将芹菜晒干（芹菜用沸开水烫后晾干，便为干菜，可保存备用），每日60~90g，作煎剂，或泡汤代茶喝，亦颇有效。

 按语

应用芹菜降压为民间验方，近代方书多有记载，但用法有所不同。

《食物中药与偏方》：高血压，头痛脑胀，颜面潮红，精神易兴奋者，鲜芹菜250g，洗净以沸开水烫约2分钟，切细，捣绞汁，每次服1小杯，每日2次，可使血压下降，自觉症状随之消除。

夏枯草治高血压

夏枯草是唇形多年生草本植物，药用带花果穗，因此草在夏末全株枯萎，故名夏枯草。

夏枯草味苦辛寒，功能清肝散火、平抑肝阳，适用于肝火上炎或肝阳上亢的头痛眩晕，根据现代药理研究，夏枯草有降血压作用，故高血压患者出现头痛头胀、面红、口苦、烦躁易怒、脉搏有力等肝阳上亢症状时，可用本品随症加减进行治疗。夏枯草适用于高血压肝阳上亢或肝火上炎引起的眩晕。

《闽东本草》有治眩晕（高血压）方：夏枯草（鲜）60~90g，冰糖15g（或冬蜜30ml），开水冲炖，饭后服。

据《饮食疗法》介绍，民间常用夏枯草与猪瘦肉煲汤治高血压，并有歌诀："夏枯草，瘦肉汤，清热散结降血压，杀菌治痢保安康。"这是民众对夏枯草煲猪瘦肉汤的称誉。此疗法价廉、易得、效灵。用法：可用夏枯草6~24g，猪瘦肉30g，煲汤饮，一般吃2~3次显效。

又：夏枯草加红糖适量煲水饮，亦有相似疗效。

决明子治高血压

《叶橘泉论药》（1954年）中有"决明子代茶和增进健康的功效"一文对决明子有这样的介绍："决明子是豆科植物一年生草本，各地均有野生，中药店都有留存，价格也极为便宜，实为理想的大众保健药品。医疗用途：对慢性习惯性便秘效果最著，每日20g，煎浓汁顿服，连用四五日，能够很舒适地排出软便，这与一般用轻泻剂之下稀薄粪迥然不同。续以小剂量饮用，可自然利便。也可用于慢性胃肠病所致消化不良、胃酸过多、脚气、浮肿、高血压、神经衰弱等，每日以10~15g煎服。口腔炎、口舌疮痛（俗称火气），用其浓液滤过作漱口剂，一日多次含漱，往往一二日即显效果。"

《临证本草》称："决明子降压作用比较缓慢，但比较稳定，只要无慢性肠炎等疾病，经常服用有效。凡患高血压，不论中壮年或老年，血压升降无常，服降压药疗效不持久者，可用决明子15g，泽泻、葛根各9g，山萸肉12g煎服，能扩张冠状动脉血流量，减少血流阻力，而使血压下降。凡脑血管意外引起的中风半身不遂，尤其是脑出血者，血压可持续上升，常伴大便秘结，此时除辨证治疗外，可用决明子15g、女贞子9g，煎水温服，可帮助降血压、通大便，防止病情恶化。"

据介绍，应用决明子治高血压，用法有多种。《江西草药》载：治高血压，决明子15g，炒黄，水煎代茶饮。《全国中草药汇编》载：治高血压，

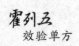

决明子适量炒黄，捣成粗粉，每次 3g，每日 3 次，水煎连服 1 个月。《实用中医奇方妙方》载：决明子治高血压，决明子炒黄捣成粉，加糖，每次服 5~10g，以沸水浸泡 2 小时，当茶饮之，每日 1 次。只需服用降压药常规剂量的一半，即可使血压稳定在正常水平，头晕、头痛、烦躁、失眠等症状也随之减轻或消失。

动 脉 硬 化

动脉硬化的特点是动脉管壁增厚变硬、失去弹性和管腔狭小。动脉硬化主要有细小动脉硬化、动脉中层硬化、动脉粥样硬化等类型。最重要的致病因是高血压、高脂血症、抽烟。另外，肥胖、糖尿病、运动不足、紧张状态、脾气暴躁等都会引起动脉硬化。

❀ 山楂治脑动脉硬化症

山楂善化瘀滞，《食鉴本草》称其："化血块、气块，活血。"近代医家认为山楂有扩张血管、降低血压、降低胆固醇作用，对防止高血压、高血脂、冠心病有明显疗效。据有关报道，山楂治高脂血症，疗效优于服弹性酶，并能改善食欲不振、神疲乏力、血压偏高等症状。

此外，亦可单用山楂肉，每次 30g，泡水代茶饮，每日 1 剂。可治脑动脉硬化。据《广西中医药》介绍，山楂还可与菊花同用泡茶：山楂、菊花各 15~20g，水煎或开水冲泡，每天 1 剂，代茶饮用。功能健脾消食、清热降脂，适用于冠心病、高血压、高血脂、肥胖等症。

❀ 洋葱治动脉硬化

[组成与用法] 洋葱 100g，洗净切成小块，加适量开水放榨汁机里榨汁，一次服下，每天 1 次，经常服用，能降血压、保护心脏、预防动脉硬化。

[功效与适应证] 此为民间验方，洋葱，性温味辛，具有健胃、发汗、

祛痰，杀菌、降血脂、降血压、降血糖、抗癌之功效。常食洋葱可以长期稳定血压，降低血管脆性，保护人体动脉血管。

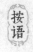 洋葱除榨汁内服外，民间常用洋葱炒肉丝，既可佐膳，又能治病，可谓一举两得，其法：洋葱150g、瘦肉60g，两者分别洗净切丝，先将香油少许倒入锅中烧热，倒入肉丝翻炒，再将洋葱下锅同炒熟，加入盐、味精等调料即成，每天1剂以供佐膳。本方功能滋阴养血、扩张血管，适用于动脉硬化、高血压、糖尿病等。

高 脂 血 症

当血管中的胆固醇、甘油三酯超过正常高限时，称为高脂血症。由于大部分脂质与血浆蛋白结合而运转全身，故高脂血症常反映于高脂蛋白血症，分为原发性和继发性。

原发性者是由于脂质和脂蛋白代谢先天性障碍以及某些环境因素，包括饮食营养和药物等通过尚未明了的机制引起；继发性者主要是继发于糖尿病、肝脏疾病、肥胖等因素。高脂血症不及时治疗，会诱发多种心血管疾病。

本病属于中医学"痰浊""湿阻"等范畴。中医认为其发病与脾胃功能失调、肾气虚衰、痰浊湿阻、气滞血瘀等有关。

灵芝降高脂血

[组成与用法] 每日取灵芝5g，切碎泡茶，分3次服用，连服1~3个月。

[功效与适应证] 此为民间验方，方中灵芝味甘性平，功能养心安神、益气补血、止咳平喘，主治虚劳羸弱、疲劳乏力、心悸怔忡、不寐健忘、胸痹心痛、食欲不振、肺虚咳喘等。现用于冠心病、慢性气管炎、高脂血症、慢性肝炎、风湿性关节炎、白细胞减少症等，还作为辅助药物试用于肿瘤。灵芝药性平和，补益作用和缓，长时间服用疗效明显。一般用法：水煎内服6~12g，研末吞服2~3g，或浸酒服。现多制成片剂、胶囊或糖浆服用。

按语 《长江医话》载有何时希"灵芝的服法"一文，可供参考，兹录如下：灵芝的服法，有一般煎煮，服后再以灵芝晒干研末，以作安眠用者；有用黄酒浸服，临睡饮一小杯者；有作针剂注射者；有浓缩口服者；有制片者。据某医院试验，以下项效果为最佳，每日用灵芝3g，先冷水浸数小时（例如暮煮则晨浸，晨煮则夜浸），浸则药力易出，煮沸10分钟即可服。宜以大砂锅煮，服汤后渣仍存之。次日复入3g，如是至满一锅，仍可煮数次而弃之，可谓物尽其用了。

猕猴桃降高脂血

[组成与用法] 猕猴桃1~2枚，洗净削皮吃，亦可2~3枚去皮后榨汁吃，常食有益，能防癌降高脂血。

[功效与适应证] 此为民间验方，猕猴桃有生津解热、调中下气、止渴利尿、滋阴强身之功效。西医学认为猕猴桃果含有丰富的维生素C、钠、钾、磷等对人体健康有益的物质，常食用鲜果及其果汁，可防止致癌物亚硝胺在人体内形成，有降低血胆固醇及甘油三酯的作用，对高血压等心血管疾病，肝、脾肿大均有疗效。

贫 血

贫血是血液系统的常见病，是指血液中红细胞或血红蛋白量低于正常值。临床表现为软弱无力、疲乏困倦、皮肤黏膜苍白、心悸、呼吸困难、头晕头痛、耳鸣眼花、注意力不集中、嗜睡、食欲减退。引起贫血的原因很多，如造血功能不良，红细胞破坏过多及大失血等都可引起贫血。临床最常见的贫血有缺铁性贫血，其次是再生障碍性贫血。

缺铁性贫血是由于体内贮存铁缺乏，影响了血红素合成而引起的一种小细胞低色素性贫血，为贫血中最常见的类型，发生于各年龄组，但以青壮年妇女尤为多见。

再生障碍性贫血是由多种病因所引起的骨髓造血组织明显减少导致骨髓造血功能衰竭的综合征，临床表现为进行性贫血，程度不一，口腔、牙龈、鼻腔处出血，女性可有月经过多，有的因机体抵抗力下降而反复发生感染，甚至出现败血症。

猪皮治贫血

[组成与用法] 鲜猪皮 100g，去毛洗净切块加水适量，黄酒半碗，用文火煮至肉皮极烂，加红糖 30g 调服，每日 1~2 次分服。

[功效与适应证] 此为民间验方，猪皮性凉味甘，具有清热利咽、润肌肤、补血止血的功效，可用治失血性贫血、痔疮下血、崩漏下血、便血等症。

猪皮的食用法多种多样，可用猪皮 500g，加酱油、盐、味精等调料红烧当菜佐膳。

猪皮与红枣、冰糖配伍，可加强补脾养血之力，适于出血性疾患及贫血的调养和治疗。其法：鲜猪皮 300g，大枣 150g（去核），冰糖 30g，先将猪皮去毛洗净加水煮烂，待汤稠黏时，再将另行煮烂的大枣连汤（汤不宜多）同冰糖一起加入猪皮汤内，烧开煮透即成，每剂分 3 天食完，每天服 2 次。

此外，猪皮还可与花生同煮汤（用量随意），有滋阴补虚、养血益气之功效。

仙鹤草红枣汤治贫血

[组成与用法] 仙鹤草 30~50g，红枣 5~8 个，加水两碗，煎存一碗，去渣取汁，分 2 次服用，每天 1 剂，连服 5~7 剂。

[功效与适应证] 此为民间验方，方中仙鹤草又名脱力草，性味凉苦涩，功能凉血止血，不论虚实寒热皆可应用，并有强壮作用，临床常用治身体各部分的出血，如咯血、吐血、衄血、尿血及崩漏等。本品配功能补血健脾、补中益气的红枣，对贫血和再生障碍性贫血属于血虚有热者尤为适宜。

❀ 花生红枣汤治贫血

[组成与用法] 花生 30~50g, 红枣 10~20g（去核）, 红糖 15~20g, 先将花生、红枣加水 2~3 碗, 用小火煮至花生熟烂, 加入红糖再煮片刻, 分 2~3 次服, 每天 1 剂。久服更好。

[功效与适应证] 方中花生营养价值高, 久服能延年益寿, 故又称长生果、长寿果, 味甘性平,《滇南本草》称其"补中益气, 盐水煮食养肺。"《本经逢原》称:"长生果能健脾胃, 饮食难消者宜之。"红枣为补中益气、养血安神之药, 常用于脾胃虚弱、食少便溏, 或气血亏损、体倦乏力、面黄肌瘦, 以及妇女血虚脏躁、精神恍惚、睡眠不安之证。红糖性温, 具有益气补血、健脾暖胃、缓中止痛、活血化瘀的作用。三味合用, 为益气补血的食疗佳品, 贫血患者, 久服效果显著, 尤适于缺铁性贫血。

呃　逆

呃逆是指气逆上冲, 喉间呃呃连声, 声短而频, 令人不能自制的一种症状。此病如偶然发生, 大多轻微, 可以无药自愈, 如持续不断, 则需及时治疗。

中医认为, 呃逆的发生皆因胃气上逆的缘故, 其病因不外乎饮食不节、寒热不调、情志抑郁、正气虚亏等所造成。临床可分胃中寒冷、胃火上逆、脾肾阳虚、胃阴不足等四种类型。

胃中寒冷型: 呃声沉缓有力, 遇冷易发, 胃脘不舒, 得热则减, 得寒则甚, 饮食减少, 口不渴, 舌苔白润, 脉迟缓等, 治宜温中祛寒。

胃火上逆型: 呃呃连声, 洪亮有力, 冲逆而出, 口臭烦渴, 面赤烦躁, 喜冷恶热, 多有便秘, 舌苔黄, 脉滑数等, 治宜清热泻火、平胃降逆。

脾胃阳虚型: 呃声低弱, 气不持续, 面色苍白, 手足不温, 食少困倦, 腰膝无力, 舌质淡, 脉沉细等, 治宜温补脾肾、和胃平逆为主。

胃阴不足型: 呃声微弱无力, 且不连续, 空腹时易发, 口干舌燥, 烦渴不安, 舌质红少津, 脉细数等, 治宜生津养胃。

❦ 柿霜治呃逆

[组成与用法] 取柿霜18g，分3次，每次6g，开水送下，每3小时1次。

[功效与适应证] 此为民间验方，方中柿霜，是晒制柿饼时随着果肉水分的蒸发，渗出糖分的凝结物，柿霜为淡黄或白色粉状物，味甘性凉，功能清热润肺化痰，对肺热痰咳、喉痛咽干、口舌生疮、吐血、咯血、痔疮出血等症均有显著疗效，对老年人尤为适宜。本方治呃逆，经临床验证有效，值得推广。

❦ 苏子粥治呃逆

[组成与用法] 苏子20g捣碎，装入纱布袋，加水适量煎成浓汁去渣，另取粳米100g淘洗干净，加入药汁煮成稀粥，待粥将成，加入适量冰糖再煮片刻，分2次，趁热服食，早晚各1次，每天1剂，连服2~3剂。

[功效与适应证] 此方出自《老老恒言》，方中苏子又名紫苏子，性温味辛，有止咳平喘、下气消痰之功，曹慈山在《老老恒言》中有按语："苏子可以治上气咳逆，兼消痰润肺。"《药性本草》也认为"常吃苏子粥，使人身体白胖，散发香气。"

本方大便稀薄者及年老者不宜服用。

胃　痛

胃痛又称胃脘痛，是指上腹部近心窝处发生的疼痛，其疼痛特点有胀痛、刺痛、隐痛、剧痛等不同性质。

本病可分气滞型：胃痛常牵引胁肋，上腹胀满，进食后疼痛，打呃或放屁后疼痛减轻，多有泛酸。虚寒型：胃部隐隐作痛，有凉感，思热熨，按压痛减，饥时则痛，食后好转，呕吐清水或食物，大便清稀，精神不佳，懒言懒动，手脚发凉。胃热型：口渴面赤，身热便闭，其痛或作或止。

西医学所说慢性胃炎、胃溃疡、十二指肠溃疡、功能性消化不良、胃黏膜脱垂等病以上腹部疼痛为主要症状者，属于中医学"胃痛"的范畴。

❀ 猪肚红枣治胃痛

[组成与用法] 猪肚 1 个，洗净放砂锅中加水适量炖熟烂，取出切丝，再将红枣 500g（去核）与猪肚丝混合，装碟盘中加盐少许调味后，放入锅中隔水蒸半小时，不拘量随意食用，每剂可分 2~3 天吃完，连服 3~5 剂。

[功效与适应证] 此为民间验方，方中猪肚俗名猪胃，性微温味甘，具有补脾益胃、安五脏、补虚损的功效，适宜小儿疳积、脾虚腹泻、消渴、胃痛、遗精、小便频数、脾胃虚弱、中气不足等。红枣性味甘平，具有健脾益气、养血安神、缓和药性的功效，适用于治疗脾胃虚弱、气血不足导致的贫血萎黄、咳嗽、四肢无力和脏躁、失眠、过敏性紫癜、消化性溃疡等。二味合用，具有补脾益胃的功效，适用于慢性胃脘痛。

❀ 荔香散治胃脘痛

荔香散为历代医家所推崇治疗胃脘痛的良方。

明代《景岳全书》载有荔香散：治胃脘久痛，屡触屡发者（惟妇人多有之），荔枝核 3g、木香 2.4g，为末，每服 3g，清汤调服。

清代陈修园《医学从众录》载：荔香散治心痛甚效，妇人尤效，服数次可以除根。荔枝核 36g（炒）、木香 21g（不见火），共研末，米汤或开水或酒下 6g。

（附注：此方 1959 年版福建《中医验方》亦有收载，认为此方对妇人胃痛尤效。）

按语　方中荔枝核为荔枝的成熟种子，味甘微苦性温，功能理气止痛、祛寒散滞，主治疝气痛、睾丸肿痛、胃脘痛及产后腹痛等。木香味辛苦性温，功能行气止痛、调中导滞，主治胸胁胀满、脘腹胀痛、呕吐泄泻、痢疾后重。二味合用，治脾胃气滞、脘腹胀痛效果颇佳。

本方木香一味，亦有方书改用香附（功能理气解郁、调经止痛）。民国《验方集成》载有荔枝核治胃痛方：荔枝核（煅存性）15g、香附 30g，为末，每服 6g，盐汤或米饮下。

慢 性 胃 炎

本病是胃黏膜的慢性炎性病变，起病隐匿，发展缓慢，可长期反复发作，但缺乏典型症状，部分患者毫无症状，只是在胃镜检查时才被发现。临床上常分 3 种类型。

浅表性胃炎：可无症状，或有不规律的上腹隐痛，尤以进食油腻食物后较为明显，嗳气、食欲减退、恶心、大便一般正常。

萎缩性胃炎：症状以消化不良为主，食后饱胀不适、嗳气、恶心、食欲不振，有时症状颇似消化性溃疡，或出现体重下降、贫血伴舌炎、舌乳头萎缩等。本病是胃炎中最严重的类型，治疗比较困难。

肥厚性胃炎：以上腹痛为主要表现，无固定的周期性与规律性，食欲不振、恶心、呕吐大量黏液，或反酸、胃灼热、嘈杂伴乏力、腹泻、水肿。

❀ 枸杞子治慢性萎缩性胃炎

枸杞子味甘性平，有补肾益精、滋阴养肝、明目等功效。无寒热之偏，亦无碍胃之弊，体弱虚羸之人需缓补者，可以久服。据《名师讲中药》介绍：服用枸杞子的方法较多，可入煎剂、酒剂、膏剂等，比较好的方法是将其泡酒服，因为枸杞子的口感好，颜色好看，特别适合于体质虚弱、抵抗力差的人，而且要长期坚持，才能见效。任何滋补品都不要过量，枸杞子也不例外。一般来说，健康的成年人每天吃 15g 左右的枸杞子比较合适。为简单方便，可以将枸杞子直接泡水当茶饮用，亦可作食补来食用。

据报道，枸杞子还是治疗慢性萎缩性胃炎的良药，近代方书多有记载。

《民间医疗特效妙方》载有治慢性萎缩性胃炎方：枸杞子焙干，每日取 20g，分 2 次于空腹时嚼服。慢性萎缩性胃炎患者，可连服 2 个月。

《中医杂志》（1987 年第 2 期）亦有介绍：宁夏枸杞子烘干粉碎，每日

20g，分2次空腹嚼服，2个月为1个疗程。共治20例，症状疗效以临床症状消失为显效。结果：显效15例，有效5例。胃镜疗效以原黏膜萎缩明显缩小，肠腺化生消失，或黏膜颗粒状增生基本消失，或黏膜下血管透见不清楚者为显效。结果：16例作胃镜活检，显效7例，有效6例，无改变3例。

薏苡仁治慢性萎缩性胃炎

薏苡仁性味甘淡凉，功能健脾、补肺、清热、利湿。据报道，近代还用于治疗慢性萎缩性胃炎。

国医大师何任在其"日日食米仁，祛湿能健身"一文中有这样的介绍：有慢性萎缩性胃炎的人应该吃点米仁，胃胀、胃痛、消化不良、长年便秘的人，可以用米仁熬汤喝，一年四季都可以吃，吃了养胃，怎么个吃法呢？少量的红枣，拿着剪刀剪一剪，跟米仁一起焖，多放一点水，米仁不吃，吃汤，坚持长期吃，对慢性萎缩性胃炎会起到很好的调理作用。胃黏膜一旦萎缩，要想恢复，最关键是促进胃黏膜的代谢功能，让萎缩的细胞通过新陈代谢恢复生机与活力，米仁汤益气、健脾、补中，都在这方面起作用。

胃及十二指肠溃疡

胃及十二指肠溃疡是指发生在胃及十二指肠部位的慢性溃疡。其病因和发病机制比较复杂，迄今尚未完全明了。目前认为与胃酸、胃蛋白酶分泌增多，胃黏膜屏障功能降低，幽门排空延长、饮食失调及幽门螺杆菌感染有关。临床上以慢性周期性发作并有节律性的上腹部疼痛为主要表现。

本病起病缓慢，病程迁延、反复发作，少则几年、多则十几年，甚至几十年不等，是一种慢性疾病。这种病在季节转换、气候突变时容易发作，过度疲劳或饮食失调，也会发病。另外，胃溃疡大多在饭后半小时到2小时内发生疼痛；十二指肠溃疡往往在饭后3~4小时开始疼痛；还有的人会经常出现半夜疼痛。因而说这种病的疼痛发作过程有一定的节律性。此外，患者尚有口臭、腹胀、恶心、胸胁胀满等症状。

✿ 蒲公英治胃及十二指肠溃疡

蒲公英又名黄花地丁。性寒味苦辛，功能清热解毒、消肿散结、利湿通淋，多用于乳痈、肠痈、疔疮疖肿、痈肿不散、肝火上炎之目赤肿痛、虫蛇咬伤等。

据历代方书记载，蒲公英还是治疗胃脘痛的良药。

《外科证治全生集》载有胃脘痛方：活乳汁草（即蒲公英），放瓦上炙枯黑，存性研末，每服5分（1.5g），烧酒调匀口含，再以烧酒送咽，痛息，连服5日痊愈。

《岭南采药录》亦有同样经验："蒲公英炙脆存性，酒送服，疗胃脘痛。"

民国医刊《大众医学月刊》（1卷4期）刊载有名医叶橘泉"蒲公英之治胃痉痛"一文：胃痛的病理原因，多半属于食物失宜，或过饥或过饱，或食物中脂肪及碳水化合物过多，或饮茶饮咖啡及各种酒类过度，致引起消化不良，而胃黏涎增多，胃液之性质改变，或成慢性胃炎。初起则食后不舒，嗳气艰苦，继则胸骨后隐隐作痛，其痛弥漫，或连背部，食后则痛较重，或吐逆，吐物中含有胶性黏涎，甚则不能食，忧郁烦恼，贫血衰脱。本病初起时，用蒲公英磨细粉一钱（3g），甜酒酿一杯，煎滚冲服，每日2次，既有效且合理。

蒲公英最适宜胃热患者，胃寒者效果稍差。胃热主要表现有：胃灼热、嘈杂、胃胀痛、吐酸苦水、口臭、小便黄等症状。如胃酸过多，蒲公英可与海螵蛸合用效果较好。

《中医药学报》（1991年第1期）亦有蒲公英治疗消化性溃疡、胃炎的介绍：蒲公英20g，为末，用开水浸泡30分钟代茶饮，每日1剂，1个月为1个疗程，共治91例，胃溃疡43例，十二指肠球部溃疡27例，胃炎21例，均由上消化道钡透或胃镜证实，以2个月后溃疡面愈合，胃黏膜正常为治愈结果，治愈51例，好转35例，无效5例。

甘草治胃及十二指肠溃疡

［组成与用法］甘草 10~15g，加水 1 碗，煎存半碗，分早晚 2 次服用，每天 1 剂，连服 2~3 周。

［功效与适应证］此为民间验方，方中甘草味甘性平，有补中益气、祛痰止咳、缓急止痛、清热解毒、调和药性之功，临床常用治脾胃气虚诸症、气血虚少的心悸、自汗、脉结代、风热咳嗽、胃脘疼痛、疮疖肿毒、咽喉肿痛等。

按语　据《临证本草》介绍：治疗消化性溃疡，甘草与白芍用量宜稍大，需各用 15g，炙甘草有时可用至 30g，取甘以缓之。现知甘草中有甘珀酸，可使胃黏膜获得再生。如甘草用量过大，见有水肿或出现高血压时，可加茯苓、泽泻以利水排钠即可。

蜂蜜治胃及十二指肠溃疡

蜂蜜性平味甘，功能调补脾胃、缓急止痛、润喉止咳、润肠通便、润肤生肌、解毒，临床常用于脘腹虚痛、肺燥咳嗽、肠燥便秘、目赤、口疮不敛、水火烫伤等。

用蜂蜜治疗胃痛，历代方书多有记载。

《急救危症简便验方》载有治卒心痛方：蜂蜜和水一碗，服之即止。

《中药学讲义》载：单味蜂蜜治溃疡病有效，每次 30~90ml，热水或开水冲空腹服。

《中国中医药科技》（2006 年第 5 期）刊有蜂蜜治胃及十二指肠溃疡的报道：每天用新鲜蜂蜜 100g，早、中、晚食前服，服至第 10 天后，每天增至 150~200g。治疗结果：治疗 18 例，壁龛消失 15 例，有效 3 例，平均为 32 天，疼痛完全消失 16 例，减轻 2 例，疼痛消失时间最短为 6 天，平均为 22.2 天。

《四川中医》（1992 年第 7 期）介绍，蜂蜜还可与鸡内金合用，用于胃及十二指肠溃疡，效果满意。用药方法：鸡内金 70g（微炒研细末），蜂蜜

500g，取蜂蜜约 25g 冲开水适量吞服鸡内金 5g，每天 2 次，早晚饭前 1 小时服。临床疗效：此法治疗胃及十二指肠溃疡病 15 例，效果满意。

便　秘

大便经常秘结不通，排便时间延长，或有便意而排便困难者称便秘。便秘一般表现为大便秘结，排出困难，经常三五天或七八天才排便，有时甚至更久。便秘日久，常可引起腹部胀满，甚则腹痛、食欲不振、头晕头痛、睡眠不安，长期便秘还会引起痔疮、便血、肛裂等。

中医认为，肠胃燥热、热病伤津、劳倦内伤、气血亏虚、阴寒凝滞，皆能引起便秘。治疗方法可针对病因，采用清热润肠、行气导滞、益气养血、温阳通便等。

❀ 简易通便法

对经常便秘者，民间常用咸菜条治之，简单便利，值得推广。

其法：取咸菜 1 条切成 4~5cm 长，0.5cm 宽，一头稍尖，用凉开水清洗后，塞入肛门内约三分之二长，3~5 分钟即可排便。

> **按语**　《名方妙用》亦介绍有此法：将咸萝卜或咸芥菜条切成条状，长 6cm 宽 2cm，小儿可酌情减少，用时将咸菜条表面涂植物油以起润滑作用，然后慢慢插入肛门，存留 1 分钟左右。疗效：对 500 例患者的治疗观察，塞肛门 2~3 分钟排便者 450 例，4~5 分钟者 50 例，全部成功。用肥皂条观察 30 例，排便均在 8 分钟以上，成功率为 98%。

❀ 当归蜂蜜治老年性便秘

便秘在老年人实属常见，患者大便燥结，努责难下，苦不堪言，医者却常以此为小病不予重视，或信手予以芒硝、大黄、番泻叶之类通之，虽能解一时之急，但每易引起正气愈虚，便秘更重。其实老年人多因肾气不足，气血两虚，津液枯少，致脾失健运，大肠干涩，传输无力而发为本病。故治此应忌峻泻，而以养血润燥、润肠通便方为上策。

20世纪50年代，霍老先生从乡下小学教师王某处获得一方，仅用一味当归煎水冲蜂蜜服，对老年性便秘用之屡效，值得推广。

［组成与用法］当归20~30g，加水一碗煎存半碗，去渣取汁，候凉冲蜂蜜1~2汤匙，每天1剂，连服2~3剂。

［功效与适应证］方中当归味甘辛性温，既可补血调经，又可活血止痛、润肠通便。蜂蜜味甘性平，质地浓稠滋润，上能润肺补虚，下能滑肠通便。二味合用，功能养血润燥、滑肠通便，适用于老年性便秘。

 《名中医治病绝招》中有董建华应用肉苁蓉、当归治老年性便秘的经验介绍：对于老年便秘，董先生常以肉苁蓉、当归为主药，酌加麻仁、蜂蜜。肉苁蓉能壮肾阳，兼有润肠通便之功，取其滋润；当归养血润燥，对阴虚血亏，肠中干燥者用之显效；麻仁滋脾生津、增液润肠；蜂蜜润肠通便。诸药为伍，滋肾养血，体内津血自生，润燥通肠，因而每得良效。

肠　炎

肠炎是指各种病因所致肠炎性病变，本病一年四季都可发病，尤以夏秋季节发病较多，是临床常见病，属中医"泄泻""腹泻"范畴。肠炎按病程长短不同，可分为急性和慢性两大类，暴泻多为急性肠炎，久泻多为慢性肠炎。

急性肠炎起病较急，日泻数次，甚则数十次，或伴有恶寒发热，或嗳腐吞酸，或腹胀喜热饮。慢性肠炎表现为反复发作，腹痛、腹泻及消化不良等症状，重者可有黏液便或水样便。本病可由急性肠炎、迁延性肠炎反复发作而来，病程多在2个月以上。长期过度疲劳、情绪激动、过度精神紧张，加以营养不良都可成为慢性肠炎的原因。

本病起病多缓慢，病情轻重不一，腹泻是主要临床症状，排出脓血便、黏性血便或血便，常伴有里急后重，有腹痛排便即缓解的特点。

🌸 石榴皮治腹泻

石榴，又名安石榴，性味甘酸涩温，具有杀虫、收敛、涩肠、止痢等功效。民间常用其果皮煎水治久泻久痢。民国名医张锡纯《医学衷中参西录》称：酸为石榴之正味，故入药必用酸者，其性微凉，能敛抑肝火保合肺气，为治气虚不摄，肺痨咳嗽之要药，又为治肝虚风动，相火浮越之要药，若连皮捣烂煮汤饮之，又善治大便滑泻、小便不禁、久痢不止、女子崩带。以其皮中之液最涩，故有种种诸效也。

石榴皮治腹泻，方书多有记载。

《种福堂公选良方》载有治久泻久痢方：陈石榴皮酸者焙干，研细末，每服9g，米饮汤下，患二三年或二三月，百方不效者服之即止，不可轻忽。

《江苏中医杂志》有应用石榴皮治疗久泻不愈（慢性肠炎）的介绍：石榴皮1个，红糖25g，水煎服，每天1剂，水煎取汁，调入红糖，日服2次。功能敛肠止泻。

🌸 山楂治肠炎、结肠炎

[组成与用法] 山楂50~70g，红糖（或白糖）25~50g，将山楂用砂锅炒至黑炭色，取出待凉，用水两碗煎存一碗，加入红糖再煎片刻，去渣取汁，一次空腹服下，每天1剂，轻者2~3次，重者多服几次即可痊愈。

[功效与适应证] 此为民间验方，方中山楂又名山里红，果汁较少，酸中带甜，既可鲜食，也可药用。具有消食开胃的作用，本品烧炭后为肠炎或痢疾的必用之药，盖炭入肠中，能使秽物而出。本方适用治肠炎、结肠炎。

 《临证本草》称：用大剂山楂炭有消导内敛之功。根据朱锡祺经验，用山楂炭配少量青皮研末，加少许红糖调水炖服，治婴幼儿伤乳泄泻疗效较好。

炒米治泄泻

[组成与用法] 用米一碗炒，候冷再炒，连炒三次成老黄色，水煎服，老年脾虚肠滑久泻，无不神效。

[功效与适应证] 此方为清代《验方新编》所载，方中米即粳米，是我们平时所称的大米，性平味甘，具有养阴生津、除烦止渴、健脾胃、补中气的功效，本品炒后固肠止泻的效果更著。

山药薏米治腹泻

[组成与用法] 山药 500g，薏米 400g，共为细面，每次取 30~45g，加白糖适量，热水冲糊服用，早晚各服 1 次。

[功效与适应证] 方中山药味甘性平，既是药品，也是食品，甘甜适口，补而不腻，以体重沉、须毛多、肉多白、黏液稠者为上品，有补脾养胃、益气止泻的作用，治脾虚乏力、食少便溏，可单研粉或制成山药粥常服。薏米即薏苡仁，性味甘淡，有健脾、渗湿止泻之功，常用于脾虚有湿的泄泻病证。中医认为，泄泻的病变主要在脾，病理因素主要为湿，脾虚湿盛是泄泻发病的关键。而山药善于健脾，薏米善于利湿，二味合用，有健脾利湿、固肠止泻的作用，主治顽固性泻肚及结肠炎，属于脾胃虚弱、消化不良者宜之。

服药期间，禁忌辛辣不易消化之食物。

乌梅治慢性结肠炎

[组成与用法] 乌梅 10~15g，加水 2~3 碗，煎存 1~2 碗，去渣取汁，加适量白糖，代茶频饮，每天 1 剂，25 天为 1 个疗程，可连用 2~3 个疗程。

[功效与适应证] 此为民间验方，方中乌梅性平味酸涩，功能敛肺涩肠、和胃生津、止血、止咳、止泻、止渴、安蛔，临床常用于肺虚久咳、久泻久痢、便血、崩漏不止、烦热口渴及蛔虫所致的腹痛呕吐等症。本方用治慢性结肠炎，简便有效。

《黑龙江中医药》（1991年第4期）有乌梅治疗慢性结肠炎的报道：乌梅15g，加水1500ml，煎至1000ml，加糖适量，每日1剂当茶饮，25日为1个疗程，共治18例，均经结肠纤维镜检查确诊。以服药1~2疗程内，腹泻、腹痛、脓血便发作停止，并稳定1年未复发为近期治愈。结果：近期治愈15例，好转3例。治愈病例中用药最长3个疗程，最短1个疗程，平均50日。

痢 疾

痢疾是指以腹痛泄泻，伴有里急后重、下赤白脓血便为主要临床症状的肠道传染性疾病。在小儿中比较常见。多发于夏秋季节，冬春两季也可发病。

西医学认为，本病是由痢疾杆菌所引起的急性肠道传染病，简称菌痢。临床可分急性和慢性菌痢两类。病程超过2个月者为慢性细菌性痢疾。

中医认为，本病是外感暑湿热毒，内伤饮食，病邪乘虚与肠道气血相结，化为脓血而成，热盛者红多，为赤痢；湿盛者白多，为白痢；湿热俱盛则红白相兼，为赤白痢。其治疗方法一般是初痢宜通，久痢宜涩。此外，初期症状，多属湿热，治宜清热导滞；久痢之后，亦从寒化，应以照顾胃气为主

❧ 金银花治赤白痢

[组成与用法] 金银花30g，红糖15g，将金银花研末，用红糖调匀，开水冲服，每天1剂，连服5~7剂。

[功效与适应证] 此方为海南省文昌市一位唐姓乡村医生所介绍，据云屡用屡验，霍老先生曾多次用之于临床，确实有效，值得推广。方中金银花味甘性寒，《临证本草》称：金银花有止泻之功，有湿热者，用之清热止泻；无湿热者用之则收敛止泻。凡见泻下，毋分久暂，可在辨证方中加用金银花15~30g，每获良效。

《吉林省中医验方秘方汇编》（1959年版）亦收有此方：双花（即金银花）用铁勺炒黄色后研为细末，赤痢用白糖水送下，

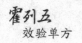

白痢用红糖水送下。用治老年人赤白痢、肚子痛、不能食等甚验。

痢疾方

此方载于清代《经验良方》，方用：金银花 12g、山楂肉 12g，用水一碗半煎至七分，加白糖 15g 服之即愈。

此方用金银花清脏毒，山楂去积滞，白糖利水，又能治大肠湿热，每日急急至数次不能忍者，服之即效。

此方每月饮一两次，能事先弭患。

石榴皮治赤白痢

［组成与用法］石榴皮 15g（用锅炒为焦黄色，研为细末），赤痢用红糖，白痢用白糖适量调拌，开水送服，如用米汤送服更好。

［功效与适应证］此方为民间验方，方书亦多有记载，《食物中药与便方》介绍：石榴皮可治久泻久痢、肠风下血（包括慢性细菌性痢疾、肠炎、肠结核等）。石榴果皮 12~15g，水煎后加红糖适量，每日分 2 次服。

石榴果皮为强力的止痢药，不仅有收敛作用，而且有明显的抑制细菌作用。

按语 清代《单方歌》亦有石榴皮治红白痢疾的介绍，并有歌诀：红白痢疾泻不休，即用火煅酸石榴；再煎一块石榴水，空心兑服病自瘳。

其法：取酸石榴果皮 2~3 个，用火煅成炭，研末，另用石榴果肉半个煎水兑药末空腹服用。

病毒性肝炎

病毒性肝炎是肝病中最常见的，可分为急性黄疸型肝炎和急性无黄疸型肝炎。

急性黄疸型肝炎是病毒性肝炎的一种，是由甲型病毒，其次是戊型病毒引起的急性肠道传染病。临床症状有乏力、食欲不振、小便深黄如浓茶、眼巩膜和全身出现黄疸，并有右上腹不适及恶心呕吐等胃肠道症状。中医认为此病主要是外感湿热之邪所致，因脾阳不振湿邪内阻而发黄疸。治疗原则主要是去湿热而利小便，有清热利湿、淡渗利湿等法。

急性无黄疸型肝炎是病毒性肝炎中较为多见的一种类型，常见于甲、乙型肝炎，尤以乙型肝炎为多见。中医认为本型主要因湿重于热，湿困脾阳，脾失健运，而肝胆蕴热不甚，未致胆液外流，故无黄疸。

❀ 茵陈粥治急性黄疸型肝炎

[组成与用法] 绵茵陈 30~60g，粳米 50~100g，白糖适量，先将绵茵陈洗净，加水两碗，煎存一碗，去渣取汁，放入淘洗干净的粳米，并加水两碗煮粥，将熟时，加入适量白糖煮数沸即可，分 2~3 次服，每天 1 剂，连服 7~10 剂。

[功效与适应证] 此方出自清代黄云鹄《粥谱》称："茵陈粥，逐水湿，疗黄疸。"方中茵陈又叫茵陈蒿、绵茵陈，为菊科植物茵陈蒿的幼嫩茎叶，每年春季幼苗高约 10cm 左右采收，以质嫩、绵软、灰绿色、香气浓者为最佳。

《药粥疗法》对本方有这样的介绍：用茵陈煮粥，这当中有个配合应用的奥妙。黄疸型肝炎患者，每多食欲不振，饮食减少。如单用茵陈煎服，虽可治疗黄疸，但无以补充养分；单吃稀粥，固然对肝炎患者有一定帮助，可以补充水分，增加营养，但无利胆退黄的作用。用茵陈同粳米煮粥，寓补于治，治中兼补，药治与食治相结合，可收药半功倍之效。加白糖同煮为粥，既有保护肝脏的功用，又能矫茵陈之苦。病者即使在黄疸肝炎恢服期，坚持服食茵陈粥，对疾病的彻底痊愈，也有很大帮助。

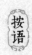 茵陈功专清热利湿退黄疸，自古即为治疗黄疸的专药，可与其他清热利湿药合用，但单味运用也有良好效果，现代药理研究证实本品有明显的利胆作用。

据方书介绍，茵陈、大枣各30g，水煎服，日服2次，治疗黄疸型肝炎，服后能迅速退热，对黄疸消失有明显的效果，疗程平均7天，且无任何不良反应。

❀ 夏枯草治急性黄疸型肝炎

夏枯草性寒味辛苦，功能清肝明目、散结解毒，据现代药理研究，本品有降压、降血糖、降血脂作用，还有抗炎、抗菌、抗病毒作用，临床常用治瘰疬、瘿瘤、疰腮、癌症初期、肝火目赤肿痛、肝阳上亢头痛目眩、高血压等。研究发现，夏枯草还是治疗急性黄疸型肝炎的良药。

据《中药大典》介绍：以夏枯草为主治疗急性黄疸型传染性肝炎75例，其中62例达到临床治愈标准。剂量及用法：每日用夏枯草60g，大枣30g（去核捣成泥），加水1500ml，文火煎取300ml，去渣，分3次服。重症病例可酌加剂量。或每日用夏枯草60g，瘦肉100g，各加水1200ml，分别煎煮1小时，再将两者合并，用文火煨至300ml，去渣，分3次服。一般均以30天为1个疗程，必要时可停药2~3天后进行第2个疗程。患者的临床自觉症状消失或改善时间为2~14天；肝脾退缩时间为10~65天；黄疸消退时间为3~31天；各种絮状浊度试验的阴转时间为7~71天。治疗过程未发现毒性作用。

《广西中医药》（1988年第3期）有应用夏枯草治急性黄疸型肝炎的介绍：夏枯草60g，白糖30g，大枣30g，先将夏枯草、大枣煎好去渣，再加入白糖，加水至500~600ml，文火煎取250~300ml，分早晚2次空腹服下。此法治疗急性黄疸型肝炎28例，治愈20例，有效6例，无效2例。

❀ 蒲公英治传染性肝炎

蒲公英味甘微苦性寒，功能清热解毒、消痈散结。现代药理研究发现，本品有抗病毒微生物、抗肿瘤作用；有健胃、抗胃溃疡、利胆、保肝作用；能促进乳汁分泌，对免疫系统有调节作用。《临证本草》称：蒲公英主治较为广泛，外科多用治乳腺炎、阑尾炎、丹毒、痈疖等；内科多用治急慢性胃炎、胆囊炎、病毒性肝炎、尿路感染；妇科多用治盆腔炎、乳腺增生症，效果良好，无明显不良反应。

蒲公英为清热解毒、利湿散结之品，民间和近代方书多用之治疗黄疸（肝炎），取效满意，值得推广应用。

清代黄云鹄《粥谱》载有蒲公英粥方：蒲公英 40~60g，鲜品用量为 60~90g，粳米 50~100g，将蒲公英洗净，切碎，煎取药汁，去渣，入粳米煮为稀粥服用，宜 3~5 天为 1 个疗程，每日分 2~3 次稍温服食。

此方功能清热解毒、消肿散结，不仅适用于传染性肝炎、胆囊炎，还可用于急性乳腺炎、乳痈肿痛、急性扁桃体炎，疔疮热毒、尿路感染、急性眼结膜炎等。

《秘验偏方大全》载有河南楚雪应用蒲公英治愈乙肝的经过：近两三年来，每到春暖花开的时候，我都要去郊外挖蒲公英，回家后洗净控干，切碎装罐，少加点盐，多添点醋，一罐菜能吃三五天，吃完了，又接着去采，如此不断地采，不间断地吃，可以吃到霜降。我之所以连续三年来不断吃蒲公英，仅仅是为了清热泻火，但服用的实际效果表明，它不仅能清热泻火，更重要的是能够解毒。更令人高兴的是，我的乙肝基本痊愈了。1992年 11 月 22 日进行五项指标化验时，有项指标呈阳性，说明病毒正在发展，经过一年多吃蒲公英，到 1994 年 3 月 9 日五项指标化验时，该指标变为阴性，由此可见蒲公英对乙肝也有治疗作用。

🌸 鱼腥草治急性黄疸性肝炎

[组成与用法] 鱼腥草 45~90g，加水两碗煎存一碗，加白糖适量再煎片刻，去渣取汁，分 2~3 次服，每天 1 剂，连服 1 周。

[功效与适应证] 此为民间验方，鱼腥草苦辛微寒，功能清热解毒、排脓消痈、利尿通淋，主治肺痈吐脓、痰热喘咳、喉蛾、血痢、痈肿疮毒、热淋等。因其能清热解毒利湿，故近代还用以治疗急性黄疸性肝炎。

按语 《山东医药》（1979 年第 1 期）有鱼腥草治急性肝炎的验案：某男，16 岁，因饮食不振、恶心呕吐、厌油、尿黄 10 余天而来我院，查皮肤巩膜明显黄染，肝大 1cm。肝功：黄疸指数 91U。

谷丙转氨酶 194.5U。诊断为急性传染性黄疸型肝炎。经服本方
（治疗方法：取鱼腥草 180g，白糖 30g，先将鱼腥草煎好后去渣，
再放入白糖，加水 500~700ml，文火煎至 250~400ml，每天 1 剂
分 2 次服，一般服 7~10 剂可治愈）10 剂而愈。

《浙江中医杂志》（1991 年第 2 期）亦有鱼腥草治黄疸的
介绍：用药方法：鱼腥草 45g，连翘 15g，每天 1 剂，水煎成
500ml，分 3 次服。临床疗效：以上法治疗黄疸型肝炎收效甚佳，
且对乙型肝炎表面抗原转阴有一定效果。

🌼 玉米须治新生儿黄疸

[组成与用法]玉米须 10g，冰糖 3g，先将玉米须洗净，加水 100ml 煎
取至浓汁约 20ml，去渣冲入冰糖调化，分 2 次服，每日 1 剂，连服 3~5 剂。

[功效与适应证]此为民间验方，方中玉米须味甘性平，功能利尿消
肿、清肝利胆，主治水肿、小便淋沥、黄疸性肝炎、胆囊炎、胆结石、高
血压、糖尿病等。本品既可单用，也可配伍应用，其作用较平和，淡而无
味，与冰糖合用，特别是婴儿也能接受，本方具有清热退黄的功效，适用
于新生儿黄疸。

 《全国中草药汇编》载有玉米须治急慢性肝炎方：玉米须、
太子参各 30g，水煎服，每日 1 剂，早晚分服。有黄疸者加茵陈
同煮服。慢性者，加虎杖根 30g 同煎服。

慢 性 肝 炎

慢性肝炎是指由不同病因引起的，病程至少持续超过 6 个月以上的肝脏坏
死和炎症，如感染肝炎病毒（乙肝病毒、丙肝病毒）、长期饮酒、服用损伤肝脏
药物等。临床症状为肝功能反复波动，迁延不愈，有不同程度的肝组织坏死和
炎症反应，随后发生肝纤维化，如不进行适当的治疗，最终可发展为肝硬化。

常见症状为乏力、全身不适，或疼痛、腹胀、低热，体征为面色晦暗、巩膜黄染，可有蜘蛛痣或肝大等症状并有黄疸加深，腹腔积液、下肢水肿、出血等倾向。

灵芝治慢性肝炎

灵芝，又名灵芝草，味甘性平，功能扶正固本，平衡阴阳，补益五脏，提高机体抗病与抗衰老能力。临床常用于治疗虚劳羸弱、疲劳乏力、心悸怔忡、不寐健忘、胸痹心痛、食欲不振、肺虚咳喘等。现代药理研究发现，灵芝具有调节免疫、改善睡眠、保肝解毒、改善血液循环、促进新陈代谢、调节内分泌系统、神经系统，改善呼吸系统、消化系统、心脑血管系统、降三高、预防癌症和辅助治疗癌症等，用治冠心病、慢性气管炎、高脂血症、慢性肝炎、白细胞减少症等疾病。本品药性平和，长时间服用，疗效明显。

灵芝与有敛肺止咳、固表敛汗、涩精止泻、生津止渴的五味子同用，能保肝护肝，用治慢性肝炎、肝功能异常。其法：取灵芝6~12g，五味子3~6g，研磨为末，包于纱布袋煎汤服用，每日早晚各1次，2周为1个疗程，亦可取少量粉末泡水代茶饮。

山楂三七治慢性肝炎

[组成与用法] 生山楂15g，三七（研末）3g，热开水泡30分钟后代茶饮用，每日1剂，连服7~10剂为1个疗程。

[功效与适应证] 此为民间验方，方中山楂性温味酸甘，临床利用山楂活血消积的功效，用于治疗肝脾肿大，取得较好的效果。三七，具有止血化瘀、消肿定痛等作用。二味合用具有化瘀、活络、止痛的功效，适用于肝血瘀阻之慢性肝炎患者。

《名老中医用药心得》介绍有名医苏涟应用山楂为主的三酸降酶饮治疗急慢性肝炎及脂肪肝的经验。组成：山楂20g，五味子15g，乌梅10g，开水泡服，当茶饮，日服1剂。功效：活血、柔肝、降酶。主治：急慢性肝炎及脂肪肝见丙氨酸氨基转移酶、天门冬氨酸氨基转移酶升高，症见胁肋隐痛，情志不遂则加重，舌红少苔，脉细弦。方解：生山楂味酸甘，性微温，入肝经，具活血散结止痛、消食化积之功；五味子味酸性温，生津敛汗，实验研究表明其有效成分有保肝降酶的作用；乌梅酸、温，收敛生津。三药味酸性微温，皆入肝经，相辅相成共奏活血、柔肝、降酶之功。

苏老认为山楂、五味子、乌梅三药皆味酸入肝经，可用于多种肝病引起的肝功能障碍，有较好地保肝与降酶作用，故命名为三酸降酶饮。

枸杞子治慢性肝炎

[组成与用法] 枸杞子 50g，粳米 100g，白糖适量，将粳米洗净后加水适量煮至半熟，再加枸杞子煮 10 多分钟，加入白糖再煮片刻，分 2 次服，早晚各 1 次，每天 1 剂，连服 15~30 天。

[功效与适应证] 此方出自宋代《太平圣惠方》，名为枸杞粥，服之有补肾益血、养阴明目的功效，故见有目视昏花、腰膝酸软、头晕目眩等肝肾虚亏症状的中老年人，服之最为合适。方中枸杞子为扶正固本、生精补髓、滋阴补肾、益气安神、强身健体、延缓衰老之良药。据近现代药理研究发现，枸杞子具有保肝抗脂肪肝的作用，能抑制脂肪在肝细胞内沉积，并促进肝细胞的新生。此外，枸杞子的有效成分枸橼酸甜菜碱对有治疗慢性肝炎、肝硬化等肝脏疾病用，有很好的疗效。故本方亦适用于慢性肝炎之肝阴不足型患者。

按语 《民间医疗特效妙方》有枸杞子降转氨酶食疗方：谷丙转氨酶升高并持续不降，或反复出现波动者，不妨试用枸杞子蒸肉末的食疗方法：枸杞子 30~50g，瘦猪肉末 60~90g，共放在饭面上蒸熟后食用，每日 1 次，连续食用，直至谷丙转氨酶降至正常时止，为了巩固疗效，在恢复正常后，仍可服用一段时间。枸杞子以宁夏产者为优。

肝　硬　化

肝硬化是由不同病因引起的慢性进行性弥漫性肝病。本病常见原因为病毒性肝炎、血吸虫病、酒精中毒、工业毒物、胆汁瘀积、代谢紊乱以及循环功能障碍、营养失调等，尤其是乙型病毒型肝炎，约有10%演变为肝硬化。其发病过程出现肝硬化腹水是最突出的临床表现，肝硬化腹水属于中医学"臌胀"范畴。根据肝硬化的临床特征，其属于中医学"肝积""癥积"等范畴。

❦ 三七粉治肝硬化

[组成与用法] 三七适量打粉，每次2g，每日2次，开水冲服，1个月为1个疗程。连服2~3个疗程。

[功效与适应证] 此方为民间验方，方中三七具有止血化瘀、消肿定痛等作用，临床常用治吐血、衄血、便血、崩漏、创伤出血、跌打损伤、瘀滞疼痛等，近代发现，本品还可用于慢性肝炎及早期肝硬化。

据《临证本草》介绍：三七在治疗慢性乙肝和肝硬化过程中，有良好的提高血浆清蛋白的作用。服法：每次冲服三七粉3g，每日3次，15日为1个疗程。一般服1~2个疗程效果明显，服3~4个疗程血浆清蛋白上升至正常。清蛋白与球蛋白比值倒置得到纠正，全身症状明显减轻。

❦ 山药薏苡仁粥治肝硬化腹水

山药薏苡仁粥治肝硬化腹水方：山药、生薏苡仁各50g，煮粥食用，每日2次，连服数月至半年，用治肝硬化腹水伴低蛋白血症等，有明显疗效。

《四川中医》（1988年第9期）载有应用此方的临床疗效介绍：此方治肝硬化腹水或肝硬化伴低蛋白血症等，在进展期或恢复期均有明显疗效。该文认为，肝硬化腹水患者，久病正虚，既有脾气亏虚或肝肾阴亏的一面，又有湿邪羁留，聚而为水的一面，治宜扶正祛邪。若血浆白蛋白降低，腹胀或腹水者，此乃脾不健运，不能升精祛湿，当予健脾祛湿。方中的山药补脾阳而益胃阴，补而不滞，不热不燥；薏苡仁功能健脾渗湿，性微寒而不伤胃，益脾而不滋腻。山药、薏苡仁药性和缓，补而无偏弊之忧，为常补久服之佳方。中州健旺，气血自复。

脂　肪　肝

脂肪肝并非临床的一个独立性疾病，而是由于营养过剩、肝炎、药物、毒物等引起代谢紊乱造成肝脏损伤的早期表现。若大量脂肪在肝细胞内堆积往往会导致肝功能受损，甚至引起肝纤维化，最终发展成肝硬化。根据脂肪肝的临床特征，其属于中医学"肝癖""肝痞"等范畴。中医认为，本病主要累及肝、胆、脾、胃，多因素体痰湿内盛，或嗜食肥甘，或酗酒无度，或肝失疏泄、脾失健运所致。

❀ 山楂茶治脂肪肝

［组成与用法］焦山楂 9g，决明子 12g，菊花 9g，加水两碗，煎存一碗，去渣取汁，代茶不拘时饮之，每天 1 剂，连服 1~2 个月。

［功效与适应证］此为民间验方，方中山楂功能消食化积、活血化瘀；决明子功能清肝明目、利水通便；菊花功能疏风清热、平肝明目、解毒消肿。三味合用，具有清肝降脂功效，适用于脂肪肝，此外，亦可用于减肥。本方可水煎代茶饮，可久服。

胆　囊　炎

胆囊炎系感染、胆汁刺激、胰液向胆道反流，以及胆红素和类脂质代谢失调等所引起的胆囊炎性疾病。胆囊炎可分为急性胆囊炎和慢性胆囊炎。

急性胆囊炎的典型表现为急性发作的右上腹持续性或阵发性绞痛，可向右侧肋角放射，胆囊区压痛或反跳痛、肌肉紧张、发热、恶心、呕吐，或有黄疸及血白细胞增高。

慢性胆囊炎病情呈慢性迁延经过，临床上有反复急性发作等特点，本病女性多于男性，病变可达十余年或更长。本病的主要症状为反复发作性上腹部疼痛，并向右侧肩胛区放射，腹痛常发生于晚上和饱餐后，常呈持续性疼痛，可伴有反射性恶心、呕吐等症，但发热、黄疸不常见。

根据胆囊炎的临床特征，属于中医学"胆胀"范畴。中医认为，本病主要由于忧思恼怒、情志不舒、肝胆气郁，或饮食不节、损伤脾胃、滋生湿热，或久病气滞血瘀、肝失疏泄、胆失通降而为病。

❧ 蒲公英治胆囊炎

《食物中药与偏方》有应用蒲公英治胆囊炎的介绍：急性及亚急性胆囊炎肋间痛、发热、呕吐、便秘。鲜蒲公英全草 60~90g，水煎服，15 日为 1 个疗程，连用 1~2 个疗程。

蒲公英功用：健胃、利胆、清血凉血，并有催乳，以及缓和轻泻之功，本品为有效的抗菌消炎、清热解毒药，适用感染性炎症发热，如上感、流感、急性气管炎、肺炎、胆囊炎、乳腺炎等，对于胃炎、胃及十二指肠溃疡亦有卓效。

《秘验偏方大成》载有吕岗清"蒲公英治愈慢性胆囊炎有特效"的经验介绍：4 年前，我觉得腹胀、胃右下方疼痛，到医院做 B 超，确定患有慢性胆囊炎，吃了许多药也不见效，前不久，我采用蒲公英泡茶的方法试治，想不到竟收良效：胆囊不疼了，腹胀消失了，到医院做 B 检查，慢性胆囊炎居然好了。方法：蒲公英每次用药 50g（鲜 100~150g），凉水浸泡，煎 5~7 分钟，饭后当茶饮，每日 3 次，连喝 1 个月。

🌸 金钱草治胆囊炎

[组成与用法] 鲜金钱草100~150g（干者50~75g），加水两碗煎存一碗，去渣取汁，分3次服，每日1剂，15日为1个疗程，连服2个疗程。

[功效与适应证] 此为民间验方，方中金钱草最早载于清代赵学敏《本草纲目拾遗》，其性微寒，味甘咸，功能利湿退黄、利尿通淋，多用于湿热黄疸、石淋、热淋等症。本品可以单用一味大剂量使用，用治胆结石、胆囊炎。

按语 《浙江中医杂志》（1966年第5期）载有金钱草治胆囊炎的验案：某男，44岁，患慢性胆囊炎急性发作，于1965年3月12日门诊，即用金钱草30g，大枣10枚煎服，共25天治愈，半年后随访未再发。

《名老中医疑难病偏方》载有刘茂甫应用金茵茶治胆囊炎的介绍：配方：茵陈、金钱草等分。功能：清热利胆、利湿。主治：胆囊术后综合征，单纯性胆囊炎。用法用量：①取上药适量，开水浸泡当茶饮用，每日数次。②长期饮用不再复发，症状完全缓解后坚持服用2周停药。

特别说明：胆囊术后患者常伴有右上腹痛，向肩背放射、发热、恶心、食欲缺乏等症。对此，无法再行手术，刘茂甫大夫立此方，简便易行，患者乐意接受，并有药到病除之效。

尿 路 感 染

尿路感染是由细菌（极少数可由真菌、原虫、病毒）直接侵袭所引起的泌尿系疾患，多见于女性，属中医学"淋证"范畴。尿路感染可分为上尿路感染和下尿路感染。上尿路感染指的是肾盂肾炎；下尿路感染包括尿道炎和膀胱炎。

肾盂肾炎又分为急性肾盂肾炎和慢性肾盂肾炎。临床表现主要有发冷、发热、腰部酸痛、膀胱刺激症状（尿频、尿急、尿痛、膀胱区压痛）、脓尿和菌尿，致病菌以大肠埃希菌为多见，上行感染常是细菌侵入肾脏的主要途径，好发于女性。

膀胱炎常见于女性，因为女性的尿道比男性短，又接近肛门，大肠埃希菌较易侵入，一旦感冒，或感到疲劳，或在小便后，总有一种涩涩的感觉，且有残尿，或虽然没有发热，但排尿时，尿道有一种烧灼似的疼痛。急性膀胱炎若治疗不当，往往会转变为慢性膀胱炎。

至于尿道炎，则小便大多黄色，有刺痛感，也是小便频繁，苦不堪言。

中医认为，尿路感染从病因来说，是由于湿热下注，侵犯肾与膀胱，下焦气化所致。若湿热久留，呈慢性病程，也可形成虚证（脾肾两虚）。实则清利，虚则补益，是治疗尿路感染的基本原则。

✿ 金银花蒲公英治膀胱炎

[组成与用法] 金银花 10g，蒲公英 10g，加水一碗半，煎存多半碗，去渣取汁，分 2~3 次服，每天 1 剂，连服 5~7 天。

[功效与适应证] 此方为民间验方，方中金银花具有清热解毒、疏散风热、消痈散肿的作用。蒲公英可清热解毒、消肿散结、利湿通淋。现代药理研究证明，金银花和蒲公英都具有广谱抗菌及抗病毒功效，临床常用于治疗各种感染，对泌尿系感染，也具有可靠的疗效。在服用本方时，配合多饮水，一般急性感染 5~7 天内就可好转或痊愈。

此外，金银花和蒲公英亦可单独采用，药用量可增加为 30g，并可加用适量白糖调服。但金银花不宜久煎，蒲公英不能长期大量使用。此二味均属寒凉之品，对平素脾胃虚寒及体弱者可能会有腹泻等不良反应。

✿ 鱼腥草治尿路感染

[组成与用法] 鱼腥草 30g，瘦猪肉 50g，鱼腥草洗净切碎，与猪肉同放砂锅内加水适量，文火炖 1 小时，喝汤吃肉（肉可蘸酱油少许调味），可分 2~3 次服完，每天 1 剂，连服 1~2 周。

[功效与适应证] 此为民间验方，方中鱼腥草，性味辛凉，功能清热解

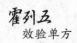

毒、利尿消肿、消痈排脓。可用于尿路感染、肝炎、痢疾、肺脓肿、扁桃体炎等。

按语 《实用中医奇方妙方》亦有鱼腥草治泌尿系感染的介绍：治慢性膀胱炎、尿道炎，鱼腥草30g，水煎，每日分3次服用。用方经验：鱼腥草其味辛，性寒凉，能清热解毒、利尿除湿、健胃消食，用治实热、热毒、湿邪为患的肺痈、疮疡肿毒、痔疮便血、脾胃积热等，单用或配伍复方，内服或外用均疗效确切。药理研究，鱼腥草对各种致病杆菌、球菌、流感病毒、钩端螺旋体等有抑制作用，并能提高人体免疫调节功能，目前临床广泛用于人体呼吸、消化、泌尿生殖系统感染性疾病的治疗。应用本方应注意多饮水，有助于疾病的恢复，本品不良反应小，有人将其作为食品应用，但本品属寒凉药物，对于脾胃虚寒的患者不宜久用。

小米粥清热通淋

[组成与用法] 小米50~100g，加水适量，文火熬煎成粥，加白糖适量，随意服用，每天1剂，连服2~3周。

[功效与适应证] 此为民间验方，小米性甘咸凉，具有健脾和中、益肾气、补虚损、清虚热、利尿等功效。小米熬成粥后，可滋阴补虚，是老幼咸宜的佳品。

按语 据《韩氏医通》卷下记载："一人淋病，素不服药，予令专啖粟米粥，绝去他味，旬余减，月余瘥。"

乌梅茶治疗尿路感染

《医林漫笔》载有欧阳勋应用乌梅茶治疗尿路感染的经验介绍：乌梅茶治疗尿路感染，一般3~5天可愈，无不良反应，简便易行。用法：每天取乌梅50g，放一匙红糖（白糖亦可），用开水冲泡，当茶饮，令其频饮频尿，至病愈为止。据西医学研究，乌梅具有抗大肠埃希菌、铜绿假单胞菌等作用，频饮乌梅茶，一方面会大量排尿冲洗病灶，另一方面又具有抗菌作用。

急　性　肾　炎

急性肾炎是急性肾小球肾炎的简称，多见于儿童及青少年，男性多于女性。起病常在多次反复链球菌感染（咽炎、扁桃腺炎、中耳炎等），或皮肤化脓感染（丹毒、脓疱疮等）之后1~4周，症状轻重不一，轻者可稍有浮肿，尿有轻度改变；重者短期内可有心力衰竭或高血压脑病而危及生命。一般典型症状先有眼睑浮肿，逐渐下行性发展至全身，有少尿和血尿、持续性低热、血压程度不等地升高。

❧ 益母草治急性肾炎浮肿

[组成与用法] 鲜益母草30~50g（干品减半），加水稍过药面，煎成400ml，去渣取汁，分3次服，每天1剂，连服1周。

[功效与适应证] 此为民间验方，《全国中草药汇编》亦有介绍（但用量用法有所不同：鲜益母草180~240g，干品120~140g，加水700ml，文火煎至300ml，分2次服，每日1剂）。方中益母草味辛苦性微寒，历来作为治疗妇科疾病的要药，主治诸如月经不调、痛经、产后诸病。另据《名师讲中药》介绍：益母草利水消肿，可治疗肾炎水肿，具有消蛋白尿的作用。主要作用机制，通过活血化瘀，增加肾脏的血流量，改善血液的浓、黏、凝、集状态，从而消除炎症和尿蛋白，恢复肾脏功能。《中医单药奇效真传》亦称：益母草活血解毒，利水作用较好，宜治水肿有瘀且热者，而且现代药理研究证实，其能改善肾功能，因而为临床治疗肾炎水肿的常用品。

本方亦适用于急性肾盂肾炎，儿童用量减半。在服药期间忌盐及油腻、辛辣饮食。

按语　《中医杂志》（1959年第6期）刊有益母草治急性肾炎的验案：某男，2岁半，1958年8月30日就诊，由患儿母亲代诉：病起月余，初起眼泡浮肿，10余天后延及全身亦肿，现口渴，频呕水，头部及上肢微冷，微咳，夜汗出，大便溏，小便短色黄，食欲不振，经西医诊断为急性肾炎，后转来中医治疗。

治疗经过：白天依量服益母草，2天后，小便比前增加两倍，大便每天三四次为褐色稀水，全身浮肿开始消退，食欲增加。连服益母草5天（用晒干益母草120g加水800ml，用柴炭火煎至300ml，去渣分4次温服，隔3小时服1次。以上为成人1天量。小孩1天量：1~4岁48g，5~9岁72g，10~17岁96g），全身肿消，症状消失，其他良好，9月4日尿检：尿蛋白、管型症状大为改善。9月13日复检，尿常规正常，尿蛋白、管型完全消失，9月23日复检尿常规正常，完全恢复健康。

❀ 白茅根治肾炎水肿

白茅根性寒味甘，有清热生津、清热凉血、利尿消肿之功，临床常用治热性病、胃热口渴、肺热咳嗽、吐血、衄血、尿血、急性肾病水肿及热淋涩痛等。

民国名医张锡纯善用白茅根治水肿，《医学衷中参西录》载有白茅根汤方，并有具体的说明："治阳虚不能化阴，小便不利，积成水肿，白茅根一斤，掘取鲜者，去净皮与节间小根，细切，将茅根用水四大碗，煮一沸，移其锅置炉房，候十数分钟，视其茅根若不沉水底，再煮一沸，移其锅置炉房，须臾视其根皆沉水底，其汤即成，去渣温服多半杯，日服五六次，夜服二三次，使药力相继，周十二时，小便自利。"

《中级医刊》（1958年第107期）刊载有应用白茅根治急性肾炎的验案：某女，44岁，因畏冷发热3天，伴有颜面浮肿，于1958年1月7日入院，经检查诊断为急性肾炎、贫血。入院后以低盐饮食，卧床休息。高渗葡萄糖及硫酸镁静脉注射等，治疗1周尿量增加很少，血压不下降。患者有头晕及紧迫感。治疗方法：鲜茅根500g，加水1000ml，置于文火煎沸，移其锅于炉旁，静候10余分钟，视其根沉于水底，即成。去渣温热分7~8次服，昼夜相继，药效显著。注意药不可久煎，汤不可过夜，如发酵变绿色，不可用。服药次日尿量大增，每天达 2000~3100ml，血压开始下降。1 周后，血压降低，无明显水肿，尿检蛋白微量，红细胞少许，服药 24 天后尿检正常，血压及血沉、酚红排泄试验等正常，出院。

慢　性　肾　炎

慢性肾炎也称慢性肾小球肾炎，本病多发生于青壮年。病变常常是双侧肾脏弥漫性病变，病情发展较慢，病程在一年以上，初期患者可毫无症状，但随病情的发展，逐渐出现蛋白尿及血尿，患者疲乏无力、浮肿、贫血、抵抗力降低以及高血压等症。慢性肾炎如果防治不善，则可使肾脏组织遭到破坏，最后导致尿毒症。因此对肾炎应早期采取防治措施。

❧ 玉米须治慢性肾炎

［组成与用法］玉米须约 30~60g，煎浓汤代茶频饮。

［功效与适应证］此方为民间验方，方中玉米须味甘性平，有利水消肿之功，常用于治疗肾炎水肿，可单用大剂量煎汤服，现代药理研究表明本品有较强的利尿作用，还能抑制蛋白质排泄。用本品煎水代茶服用，能消除水肿、蛋白尿等，可治疗肾病综合征、慢性肾炎而引起水肿或尿蛋白不消者。

《老中医医案医话选》介绍有名医岳美中应用玉米须治小儿慢性肾炎的经验：小儿肾脏脆弱，或因感冒，或因用药不慎，常发生急性肾炎。若再一失治，变成慢性肾炎者，为数亦不少。对小儿肾炎，通过长期临床，摸索到凡在 15 岁以下的男女儿童，用玉米须持久服用，一般无特殊情况者，均能趋向好转或达到治愈。玉米须性味甘、淡、平，功效利水通淋，用于肾炎水肿、热淋、石淋等，配方用量 15~30g，此药在秋季很容易大量收到，晒干后备用。病家可自己采备，很经济。在多年经验中，唯经济较困难者，才能坚持服此药，达到治愈。因为经济富裕者，延医买药不难，不能长期守服此药，数日更一医，换一方，不知慢性肾炎，长期不愈有伤正气，应调护其正气，使其伤损由渐而复。假使中途易辙，培补不终，甚至操之过急，终至损伐，其结果不但会延长病期，甚至导致恶化。所以岳美中先生几年中治愈几个儿童慢性肾炎患者，多是经济不足的家庭，能持久守方不替，才收到预期的疗效。

❧ 黑豆苡仁饮治疗慢性肾炎蛋白尿

《中医杂志》（1989 年第 6 期）刊登有路志正应用黑豆苡仁饮治疗慢性肾炎蛋白尿的经验，简便易行，兹录如下：有一部分慢性肾小球肾炎患者，在其他症状缓解后，蛋白尿却长期存在，久治不愈。我在长期临床实践中，不断摸索，发现在辨证施治的基础上，辅以黑豆苡仁饮能收到较好的效果。本方由黑大豆 30g，生熟薏苡仁各 20g，赤小豆 15g，荷叶 6g 组成，以水 1000ml 煮极熟，任意食豆饮汁。黑大豆味甘寒，性平无毒，能补肾、消肿、止痛；薏苡仁甘淡微寒，益肾透湿、健脾胜水、微寒胜热；赤小豆味甘酸，性平无毒，性下行，通小肠、利小便、行水消肿；荷叶轻宣，味苦平，能升发阳气、伤瘀血而不伤好血。诸药相配可以补肾健脾、行水散瘀。

慢性肾炎后期，多见脾肾双亏，湿阻血瘀，以致蛋白尿长期不愈，以此方为饮料，长期服用，可以提高疗效，补内服汤剂之不逮。

慢性肾功能衰竭（尿毒症）

慢性肾功能衰竭是由于各种肾脏疾病晚期肾功能减退引起的一组综合征。临床表现为水电解质酸碱平衡紊乱，以及由于毒素潴留引起的一系列全身中毒症状。本病早期，机体尚具有一定代偿功能，当肾功能受损超过 50% 时则可出现一系列中毒症状和生化指标的改变，本病治疗十分困难，西医学多采用透析疗法和肾移植等疗法，疗效并不巩固，且耗资也令人难以承受。

中医认为本病病机以阴阳气血虚衰为主，常兼水湿、血瘀、外感等实邪，中医药对尿毒症的治疗确能减轻或消除症状，改善肾功能，延缓肾功能恶化的进程。

❧ 赤小豆冬瓜汤治尿毒症

[组成与用法] 赤小豆 50g，冬瓜连皮 100g，加水适量，煎熬成汤（以豆熟烂为度），连汤带豆分 2~3 次食用，不放盐，每天 1 剂，连服 2 周。

[功效与适应证] 此为民间验方，方中赤小豆，味甘酸性微寒，有利尿消肿、清热利湿、退黄解毒之功，临床常用治肾炎水肿、脚气水肿、小便不利、湿热黄疸及痈肿初起。冬瓜味甘淡性微寒，功能利水消肿、清热解渴，主治水肿、小便不利、伤暑、消渴、痈疮肿痛。二味合用，功能清热解毒、利尿消肿，适用于尿毒症。

❧ 西瓜汁治尿毒症

[组成与用法] 取新鲜成熟西瓜，榨汁服用，不拘量，随意饮用。

[功效与适应证] 西瓜性寒味甘甜，是瓜果中汁液最多者。西瓜甘甜爽口，既能祛暑热解烦渴，又有很好的利尿作用，是夏季消暑佳果，清代王孟英《随息居饮食谱》更誉之为"天生白虎汤"。

西瓜亦为治肾炎的妙药，《章次公医术经验集》称："西瓜对肾性水肿何以亦具功效，以理言之，当亦为消炎作用。肾发炎，则泌尿功能失其常，而小便不利，故有肾炎者，其惟一之特征，则为浮肿。于此徒用利尿之剂，未必有效，必也消其炎，使肾功能自复，恢复其排尿之功能，然后其肿可退于斯时也。西瓜实为最良之药饵，服之则炎症退而小便更快利矣。"

据临床验证，西瓜不仅对肾炎浮肿有很好的利尿作用，对晚期尿毒症患者亦有较好的清热解毒作用。

本方老少咸宜，但有糖尿病者忌用。

❧ 冬虫夏草治尿毒症

[组成与用法] 冬虫夏草 6~9g，水煎后连续服用，每日 2 次，也可研末

开水冲服。

[功效与适应证] 此方为民间验方，《临证本草》载：本品味甘，性温，归肺、肾经。功能补益肺肾、固精止汗、止咳平喘，主治肺虚或肺肾两虚咳喘、劳嗽痰血、阳痿、遗精、腰膝酸软、病后虚弱、体虚汗出等。现代用治慢性阻塞性肺病、肺心病、心律失常、高脂血症、慢性肝炎、慢性肾衰竭、性功能低下、血小板减少性紫癜、过敏性鼻炎等。一般用法：病后体虚，常与鸡、鸭蒸食，作为调补之品；水煎内服，3~6g；研末服，1~2g。阴虚火旺及肺热咯血患者，不宜单独服用。

前 列 腺 炎

前列腺炎是中青年男性的常见病之一，可分为急性和慢性两种，其中以慢性前列腺炎最为多见。

急性前列腺炎是由细菌或其病毒所致的前列腺体腺管的急性炎症。急性期以尿急、尿频、尿痛、会阴部胀痛为特征。慢性前列腺炎起病缓慢，易反复发作、常缠绵难愈，临床症状复杂而无特异性。主要表现为尿道滴白（但尿不浑浊）、尿频、尿意不尽、腰骶部酸痛、小腹、会阴、睾丸胀痛不适，严重者可引发阳痿早泄及精神抑郁等症状。

中医学一般将急性前列腺炎归属于"热淋"范畴，认为是由于湿热蕴于精室，以至经络阻塞、气血瘀滞而发病；慢性前列腺归属于"淋浊""精浊""劳淋""膏淋"等范畴。认为本病多由嗜食辛辣、房事不节、湿热下注所致。

🐟 鱼腥草治前列腺炎

[组成与用法] 鱼腥草20g（干品）洗净后用热开水冲泡，当茶频饮，每天1剂，连服1~2周。

[功效与适应证] 方中鱼腥草，性微寒味辛，有清热解毒、利尿通淋之功，据现代药理研究，本品有抗菌、抗病毒作用，能增强机体的免疫功能，还有利尿、抗炎、镇咳、抗过敏作用。临床常用治肺痈、痈疮肿痛、湿热

淋证、肾炎水肿、小便不利等。前列腺炎多由湿热下注所致，而本品善于清热除湿，故用之自能收效。

土茯苓粥治前列腺炎

[组成与用法] 土茯苓 30g，粳米 100g，放砂锅加水适量，按常法煮成粥，分 2 次，早晚各 1 次，每天 1 剂，连服 1~2 周。

[功效与适应证] 方中土茯苓味甘淡性平，功能清热除湿、泄浊解毒、通利关节。现代药理研究发现，土茯苓具有抗炎、抑菌、抗肿瘤、解汞中毒等作用。临床常用于梅毒、淋浊、泄泻、筋骨挛痛、脚气、痈肿、疮癣、瘰疬、瘿瘤及汞中毒。本品熬粥服用，功能清热解毒、利尿通淋，适用于急性前列腺炎。

本品忌犯铁器，煎煮应用砂锅，服用期间忌饮茶。肝肾阴虚者，慎服。

前列腺增生

前列腺增生，又称前列腺肥大，是老年人常见的疾病之一。据有关资料显示，在 50~60 岁的男性中，35~45% 的人有前列腺增生，60~70 岁之间的则达到 75%。男性老年患者出现进行性排尿困难，要首先考虑本病。本病初期症状不显，逐步出现排尿次数增多，尤以夜间明显，当前列腺增大到一定程度时，可见排尿费力，尿流变细等现象，以后阻塞逐步加重，尿液不能完全排空，在膀胱内可留有余尿，最后可完全性尿潴留或充盈性尿失禁。

中医学中有关本病的论述主要见于"癃闭"之中。中医认为，本病由肾、脾、肺、三焦等脏腑功能失调，导致膀胱气化不利、水湿内停而引发。

南瓜子治前列腺增生

[组成与用法] 炒南瓜子适量，连壳嚼服，每天用量 100g，连用 2~3 个月。

[功效与适应证] 南瓜子性平味甘，其基本功能为驱虫，多用于绦虫

病、前列腺增生等，临床常用量为 30~120g。

《孟景春临床经验集》载南京中医药大学孟景春教授用炒熟南瓜子治前列腺增生获良效。

孟氏指出，南瓜子是从菜场中购买的南瓜，取出籽后，洗净晒干，炒熟后食用，它不是炒货店所售白色粒大的瓜子。服用方法：炒熟后，每天嚼服 100g，嚼服时一定要连壳吞下，吐壳则效果欠佳。连续服用 1 周后即见效果。见效的标志是夜尿次数减少，小便时亦较通畅。服至 1 个月症状明显改善，若进行 B 超检查，增生的前列腺可见缩小。连续服用，一般无不良反应，老年人若牙齿脱落，嚼服不方便，可加工磨成粉剂，然后分数次用开水送下，但每天一定要服满 100g，少则影响疗效。也有人将南瓜子炒熟后装在瓶内随身带着，当零食吃。虽然服法不同，但服用量和带壳的食用方法不变。

🌸 三七治前列腺增生

[组成与用法] 三七适量打粉，每次 1~2g，温开水送服，每日 1~2 次，15 日为 1 个疗程，连服 1~2 个疗程。

[功效与适应证] 方中三七味甘微苦性温，具有止血化瘀、消肿定痛等作用，常用治吐血、衄血、便血、崩漏出血、跌打损伤、瘀滞疼痛等。前列腺增生属中医"淋证""癃闭"范畴，而三七具有化瘀止血、活血定痛的功效，临床验证，本品对瘀阻型前列腺增生有很好的疗效。

《临证本草》介绍了三七和西洋参合用治前列腺肥大：温开水冲服三七粉、西洋参粉各 1g；病程较长，小便点滴而出者，每日各服 2g，分 2 次服，连服 30~45 日，治疗观察 26 例，总有效率 88.5%。

泌 尿 结 石

泌尿结石，包括肾结石、输尿管结石、膀胱结石和尿道结石。肾及输尿管结石多见于青壮年，多为单侧发病，以疼痛和血尿为主要症状；膀胱结石多在膀胱内形成，多见于老年；尿道结石多由肾、膀胱结石经尿道排出时受阻于尿道狭窄处引起。

泌尿系结石，属于中医学"砂淋""石淋"或"血淋"范畴，多因平素嗜食肥甘油腻，湿热蕴结下焦与尿中沉淀物结成砂石，阻塞尿道。临床特点是腰或腹部疼痛、尿血、梗阻性少尿，甚至肾绞痛，病久可致脾肾双虚，或并发其他疾病。

❧ 鸡内金治结石

鸡内金，俗称鸡肫皮，是鸡的胃内膜，因为鸡肫皮很坚韧，又带金黄色，所以叫鸡内金。

鸡内金，性味甘平，归脾、胃、小肠、膀胱经，具有消食积、止遗尿、化结石的功效；《本草纲目》称其治小儿食疟、疗大人小便淋沥、反胃、消酒积，主喉闭乳蛾，一切口疮牙疳诸疮。《医学衷中参西录》言："其善化瘀血，催月信速行。"我们一般多作为助消化药来应用。其实鸡内金活血化瘀、化结石和治疗遗尿的功效也相当不错。

经临床验证，鸡内金能通淋化石，无论胆、肾及膀胱结石都可应用。《一味中药祛顽疾》介绍：马怡灿用鸡内金治疗泌尿系结石患者 39 例，其中显性排石 31 例，非显性排石 5 例，无效 3 例，总有效率为 92.31%。治疗方法：将鸡内金（炒黄研为细末）5g，每天 3 次，用淡盐水 300~400ml 送服。

鸡内金可单味使用，但亦可作为主药，配合他药使用，疗效更佳。

《浙江中医杂志》（1998 年第 1 期）介绍：朱建祥、骆韬以鸡内金为主加五苓散（茯苓、猪苓、泽泻、白术、桂枝）治疗泌尿系结石 65 例，其中痊愈 51 例，好转者 10 例，无效者 4 例，总有效率为 93.85%。

❧ 蒲公英利水通淋

《南方医话》载有刘惠纯"蒲公英利水通淋"一文，值得借鉴，兹录如下：蒲公英一药，传统用于解疮毒、治乳痈、疗诸疔，西医则谓其有利胆作用，用于治疗肝胆疾患。余读《本草从新》，书中载蒲公英为"通淋妙品"。常思一试。后诊一患者腰痛，叩之更剧。小便频数，尿道刺痛，验尿常规红细胞、白细胞较多，即处方蒲公英60g水煎服，2剂后腰痛减轻，再服1剂，排出黄豆大结石一粒，症状逐渐消失，附记于此，以资交流。

胆 结 石

胆结石是胆道系统中最常见的病变，包括胆囊结石、胆总管结石和肝胆管结石。此病多见于中年肥胖妇女，女性明显多于男性，胆石症常与慢性胆囊炎同时存在。临床特点为多次反复发作，常因进食油腻而诱发，发作时出现胆绞痛，右上腹部出现持续性剧烈绞痛，并伴有恶心呕吐、胀气、发热等症状，并可见黄疸症状。本病属中医学"黄疸""癖黄""胁痛"等范畴，手术效果不令人满意，且复发率高。

❧ 金钱草鸡内金治胆结石

《中医治疗内外各科经验》（1959年版）有应用金钱草鸡内金治胆结石的经验介绍并附验案：处方：金钱草60g（熬水），鸡内金18g（研细）。服法：用金钱草煎剂冲服鸡内金（粉末），每日3次，每次6g。验案：某女，患胆结石病曾用手术治疗，取出胆结石多颗，病愈出院，其后不久，该病者再次发生上腹部绞痛，伴有严重呕吐，不能进食，经原治疗医院检查，认为系残余结石所致，需要再做手术，病者未同意，改用中药治疗。经用金钱草鸡内金方十余剂后，排出胆石甚多，绞痛消失，食欲增加，恢复正常工作。

按语 此方众多方书都有收载，方中金钱草除湿退黄、解毒消肿，善治胆囊炎，能促进排石，对于较小结石或泥沙样结石治疗效果可靠。鸡内金具有消食积、止遗尿、化结石、健脾理肠的作用，用于化石通淋，效果颇佳。二味合用，对胆结石有良效，此外亦适用于肾结石。

❀核桃仁治结石

核桃性味甘温，具有滋补肝肾、强健筋骨、温肺定喘、润肠的功效，可治肾虚咳嗽、腰痛脚弱、阳痿遗精、小便频数、大便燥结等。

此外，核桃仁还有防治结石的功效。《名老中医疑难偏方300例》有用核桃仁治愈胆结石的介绍：核桃性温，味微甘，无毒，它既能强阳固肾、补气益血、敛肺润肠，又能溶解结石，尤其对胆结石的辅助疗效更佳。对胆结石急性期的患者，先将120ml香油放在锅里煮沸，再放入核桃仁20g，炸酥后捞出，加冰糖100g共同研细，加油调成糊状，置于容器内，每4小时服1汤匙，一般数天后即可排出结石。对慢性胆结石患者，可每天食生核桃仁10个，连食1个月后，如症状已消失，可减为每天7个，2个月如未发病，再减为每天4个，连食3个月。

此法也适用于肾、膀胱、尿道结石以及胆囊炎患者。

遗　精

遗精，又名失精、遗泄，不在性交时精液自行泄出，总称遗精。有梦遗和滑精之分，其中在梦中遗精者称为"梦遗"，发生于清楚状态中，称"滑精"。

未婚青壮年，性发育成熟，每月有1~2次或2~3次遗精，属正常生理现象。若遗精频繁，1周或1夜数次，或虽已结婚仍不断有遗精的现象，并伴有精神萎靡、头昏乏力、腰疲腿软等症状时，应及早诊治。

中医认为，本病一般多属心肾之病，其因多由烦劳过度，多思妄想以致心火亢盛，心肾不交而泄；或因恣情纵欲，肾元亏损，精关不固而泄；亦有因下焦湿热，郁热于内，痰湿下注或病后虚弱而泄。治法一般可分为清心安神、清化湿热、固摄收脱、温补元阳等。

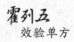

🐓 鸡内金治遗精

[组成与用法] 鸡内金120g，白糖60g，将鸡内金置瓦上（或用砂锅）焙干研末，加入白糖调匀，每次服2汤匙，开水送服，每日2次。

[功效与适应证] 此方为民间验方，《沈氏经验方》亦有介绍：治夜梦遗精，公鸡肫皮7个，焙干为末，每服1钱（3g），空心酒下。方中鸡内金味甘性平，有良好的健胃消食功能，适用于各种原因引起的消化不良、饮食停滞；能通淋化石，无论胆、肾及膀胱结石，都可应用；此外，鸡内金收敛固摄，功专固肾涩精，可用于一切遗精病证。

 《中医杂志》（1960年第2期）有应用鸡内金治遗精的介绍：将炙鸡内金粉18g分成6包，每次1包，每日2次，清晨及临睡前冲热黄酒半杯，搅拌均匀后，用开水送服。3日为1疗程，效不著可续服1个疗程。共治结核病遗精11例，除1例失访外均治愈。服药9g见效1例，18g见效5例，27g见效5例。

✿ 金樱子治遗精

关于金樱子治疗男性疾病，历代医家著作均有记载。如《名医别录》中有关金樱子"止遗泄"的记载，《蜀本草》记载其可"涩精气"，《本草从新》记载金樱子"酸、涩、平，固精秘气、治滑精"。现代研究发现，金樱子含有20多种氨基酸，其中包括8种人体所必需的氨基酸。另外还有18种无机盐及丰富的微量元素，如铁、锌、硒等，其中锌和硒，对男性生殖系统具有特定的保健作用。

阳痿、早泄

阳痿，西医学称为性功能障碍或性神经衰弱，是指性交时阴茎不能勃起或举而不坚，以致影响性生活的一种性功能障碍现象。阳痿患者常伴有头晕目眩、心悸耳鸣、夜寐不安、纳谷不香、腰酸腿软、面色不华、气短乏力等症。引起阳痿的原因很多，精神受刺激（精神过度紧张、过度悲伤、过度忧愁等）、身体过度疲倦、神经衰弱以及婚后房事过度等，都可引起阳痿。

早泄，是最常见的射精功能障碍，是指性交时阴茎勃起后未插入阴道内，或在插入阴道过程中性交时间短于2分钟，提早射精而出现的性交不和谐障碍。

本病多因精神过度紧张或严重神经衰弱所引起，手淫也是其中原因之一。早泄与阳痿关系至为密切，早泄严重可导致阳痿，阳痿又常可伴见早泄，治疗时当互相参照。

❀ 苁蓉粥治阳痿早泄

［组成与用法］肉苁蓉15g，羊肉60g，粳米100g，葱白2根，生姜3片，细盐少许。分别将肉苁蓉、羊肉洗净后切细，先用砂锅加水适量煎肉苁蓉，去渣取汁，入羊肉、粳米同煮，待粥将成，加入葱白、生姜、细盐为稀粥。每日1剂，分2~3次服，5~7剂为1个疗程，连服数个疗程。

［功效与适应证］本方出自《本草纲目》，方中肉苁蓉味甘咸性温，功能补肾阳、益精血、润肠道，可用于肾阳虚衰不足之阳痿、遗精、白浊、尿频等；羊肉因性味甘热，历来被用作补阳佳品，功能暖中祛寒、温补气血、开胃健力、益肾气、补形衰。二味合用，功能滋肾益精、助阳滑肠，适用于肾阳虚衰之阳痿、遗精、早泄、腰膝冷痛、小便频数、夜间多尿、遗尿、女子不孕及平素体质羸弱、劳倦内伤、畏寒怕冷、四肢欠温、脾胃虚寒等。

本方性温热，适用于秋冬季服食，夏季不宜服用。此外，性机能亢进者不宜食用。

❀ 枸杞子煮蛋治早泄

民间常用枸杞、红枣煮鸡蛋，用于滋阴补肾、益气养心、治疗早泄。

［组成与用法］枸杞子20g，红枣8枚（去核），鸡蛋2个，先将鸡蛋煮熟去壳，然后与枸杞子、红枣置锅内加水同煮15~20分钟，加适量白糖，吃蛋喝汤，每日1剂，分1~2次服。连服2~3周。

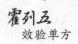

[功效与适应证] 本方功能补心脾、摄精气，适用于遗精、早泄、头晕眼花、精神恍惚、心悸健忘、失眠等症。

服用期间，应节制房事，忌手淫。

❦ 羊肉枸杞治早泄

[组成与用法] 羊腿肉 100~200g，枸杞子 15~30g，先将羊腿肉洗净切块，用水煮沸后除去浮沫，加入枸杞、黄酒一汤匙，大火煮开 5 分钟，改用小火熬 30 分钟，加入葱白 2 根、生姜 3 片，盐、味精适量，即可服用，分 2~3 次服，每天 1 剂，连服 1~2 周。

[功效与适应证] 方中羊肉性温味甘，具有补益产妇、通乳治带、助元阳、益精血的功效，对肾亏阳痿、腹部冷痛、体虚怕冷、腰膝酸软、面黄肌瘦、气血两亏、病后或产后身体虚亏等一切症状均有治疗和补益效果，最适宜于冬季食用。本品与善能补肾益精的枸杞合用，适用于心脾两虚型早泄，伴滑精、头晕目暗、头发脱落、夜间多尿者。

糖 尿 病

糖尿病，是由于胰腺分泌胰岛素的绝对缺乏或相对不足引起的疾病，无论男女皆可发病，且多缠绵难愈。被世界卫生组织列为仅次于心血管病、肿瘤的第三大病症。本病的特征为血糖过多及尿糖升高，临床上早期可无症状，发展到症状期出现"三多一少"症状，即多尿、多饮、多食、体重减少，并有浑身无力、极易疲劳、皮肤瘙痒、易生疖痈等。严重时可发生酮症酸中毒、高渗性昏迷等。本病还易并发肺炎、肺结核、视网膜炎、周围神经炎、动脉硬化、心血管病变等。

本病属于中医学"消渴"范畴。中医认为，此病由于平素贪嗜醇酒厚味，内热化燥，消谷伤津，以致肺、胃、肾阴虚燥热，发为消渴。治疗以滋阴润燥为主。

❀ 马齿苋治糖尿病

[组成与用法] 干马齿苋 100g，加水两碗煎存一碗，去渣取汁，药渣加水一碗半，煎存多半碗，2 次药汁混合，早晚分服，每天 1 剂，连服 1~2 周。

[功效与适应证] 方中马齿苋与蒲公英一样，不但是非常可口的野菜，还是一味清热解毒、凉血消肿、滑利大肠的良药，常用于治疗热毒血痢、里急后重及热毒疮疡等症。应用本品治疗糖尿病，古代本草及方书未见记载，但经近代医家临床应用，证明本品对糖尿病有较好的疗效。

据《浙江中医杂志》（1990 年第 11 期）介绍：应用本方治疗糖尿病患者 7 例，效果较好，特别是未曾服用过西药和生病不久的患者，疗效显著，一般服药 1~2 周，尿糖即可转阴，坚持服药 1 个月以上，血糖也可望恢复正常。据观察，此法对糖尿病阴虚燥热型效果较好，而对阴阳两虚或久病不愈者疗效欠佳。

❀ 仙鹤草治糖尿病

[组成与用法] 仙鹤草 30g，加水两碗，煎存一碗，分早晚 2 次服用，每天 1 剂，15 日为 1 个疗程。服 2~3 个疗程。

[功效与适应证] 仙鹤草苦涩性平，有收敛止血之功，临床常用于治疗身体各部位的出血症。民间又称仙鹤草为脱力草，对过用体力导致脱力劳伤、一时体力难以恢复、神疲乏力者，用仙鹤草 50g，大枣 10 枚，浓煎取汁服用，可以调补气血，恢复体力。此外，仙鹤草还是治糖尿病的良药。《中医单药奇效真传》称：仙鹤草用治糖尿病，古今文献未见记载，当属临床新用。据报道单味应用，屡试屡效，当予以重视，值得推广应用，其机制有待进一步探讨。

《中医杂志》（1992 年 10 期）有仙鹤草治糖尿病的介绍：用药方法：仙鹤草 20~30g，水煎服，每天 1 剂。临床疗效：此法治疗糖尿病数十例，均获显效。病案举例：某女，55 岁，多食易饥，多饮多尿，经诊查为糖尿病，经中西医多方调治，获效

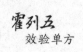

甚微，且逐渐出现纳呆乏力，身体消瘦，以此法治疗 20 剂后，诸症好转，继服 20 剂，病告痊愈。

洋葱治糖尿病

洋葱性温味辛，具有散寒、健胃、发汗、祛痰、杀菌、降血脂、降血压、降血糖、抗癌的功效，常食洋葱可以长期稳定血压、降低血管脆性，保护人体血管。洋葱还是治疗糖尿病的良药，近代方书多有记载。

《名医治病良方》载有洋葱汤：洋葱 150g，调料适量。按常法煮汤食用，每日 1 剂，宜常服，功能化湿祛痰、解毒杀虫，适用于糖尿病之尿频量多、浑浊如膏脂、口干唇燥等。

枸杞子治糖尿病

枸杞子功能补肾益精、养肝明目。人到中年后，由于精血亏损，常会出现神疲乏力、畏寒烦热、眩晕耳鸣、视力模糊、听力下降、性欲减退、夜尿频多、尿有余沥、须发脱落，以及高脂血、动脉粥样硬化等，常服枸杞子可以祛病延年，增强体质、延缓衰老。现代药理研究证实，枸杞子具有降血糖的作用。由于枸杞子含有胍衍生物，可以降低血糖，因此，用枸杞子防治糖尿病确实有效。据报道，有人将枸杞子蒸熟，每日 2 次，每次 10g 嚼服，发现对 Ⅱ 型糖尿病有一定的疗效。

糖尿病验方

民国医刊《现代中医》（3 卷）载有孔伯毅 “验方丛话”，中有糖尿病验方介绍：糖尿病为消渴之一（消渴包括糖尿病与尿崩证），其症状初则小便频频，其尿浑浊而含糖质，继则饮食无度，而日加消瘦或竟饮一二，精神疲倦，四肢无力，已而大肉尽削，羸瘠不堪，颜色憔悴，形容枯槁，其病理不外新陈代谢功能起障碍，代谢功能所引起障碍者，无管腺之内分泌为其主要原因，内分泌所引起障碍者，当由房事过度，肾腺衰弱使然。故糖尿病之统计，男子多于女子，淫靡之种族多于节欲之种族。糖尿病既成，久久不已，则体内所有碳水化合物、蛋白脂肪悉以不规则之变化，从小便而出，此时全身之营养物有土崩瓦解之势，虽和缓亦难为力矣。父执黄仲琦世伯，尝患糖尿病，西医治之，久而不愈，改易中医，亦不见效（大抵是庸医），后其中表谢君授以验方，嘱多服数次，自然有效。黄世伯以诊治半载，耗去多金，因不复延医，而专服此方。服方后，病体日健，益信之，连服20多剂而病若失。先君索其方抄而藏之。后数年以此方授予其同事陈君，陈君之姑丈适患此病，陈即劝以速服此方，勿再延医。其姑丈从之，病竟豁然。后经先君之手治愈十余人之多，故先君深信此方对于糖尿病有特效，因列为珍藏验方之二。方用：怀山、炙绵芪、潞党参、炙甘草、生白术、葛根各15g。上六味，用清水六碗，煎为三碗，分三次空腹服之（晨午夜），忌食鱼腥虾蟹、生冷酒酪等物，尤忌房事，总之以绝欲休养，慎寒暑节饮为佳。

失　眠

　　失眠，是指入睡困难或夜寐不安、多梦或易惊易醒。引起失眠的主要原因是精神过度紧张，或大病之后，脏腑功能失调所致。临床症状常伴以头昏脑涨、头痛、多梦、记忆力减退、神倦胸闷、注意力不集中、食欲不振、手足发冷等。失眠往往会给患者带来极大的痛苦和心理负担，又会因为滥用失眠药物损伤身体的方方面面，严重者甚至会导致精神分裂。对于失眠患者，应注意精神调摄，消除紧张和疑虑情绪，且不宜睡前饮用浓茶、咖啡之类刺激之品，保持心情舒畅。

　　失眠症，西医学谓之神经衰弱，是神经官能症的一种；中医学则归入"不寐"的范畴，有心火内灼、心脾两虚、心肾不交等类型。

　　心火内灼症见心悸失眠、烦躁易怒、小便短赤、舌红苔少。心脾两虚症见心悸失眠、多梦易醒、面色苍白、体形消瘦、食少腹胀、舌淡边有齿痕、脉沉细而弱。心肾不交症见虚烦不寐、遗精盗汗、舌红、脉细数。

❀ 灵芝治失眠

　　我国最早的药典《神农本草经》称灵芝"久服轻身不老，延年益寿"，有"安精魄、安神、保神""不忘、强志、增智慧"等功效。

《临证本草》称：本品味甘性平，归心、脾、肝、肾经。功能养心安神、益气补血、止咳平喘，主治虚劳羸弱、疲劳乏力、心悸怔忡、不寐健忘、胸痹心痛、食欲不振、肺虚咳喘等。现代用治冠心病、慢性气管炎、高脂血症、慢性肝炎、风湿性关节炎、白细胞减少症等疾病，还作为辅助药物试用于肿瘤。

《长江医话》载有何时希"灵芝的功效"一文，对其服用灵芝的体会和应用灵芝治失眠的经验作了介绍：我服灵芝二三个月，睡眠即见改善，以施用于临床。记有一女性患者，言已数年不得熟寐，处以安神镇静法，嘱服灵芝，一周后患者来谢，鞠躬致礼，谓"是生平未有之好睡也"，其狂躁之气悉平。又服灵芝血压高者能降，血压低者能升，平衡血压，我不恃灵芝为主药，如是，则《神农本草经》"安精魄、安神、保神"之说亦验了。

据众多医家临床验证，灵芝药性平和，补益作用和缓，长时间服用，疗效明显。一般用法：水煎内服，6~12g；研末吞服，2~3g。

❀ 百合治失眠

百合性微寒味甘，能养阴润肺、补中益气、清心安神、美容养颜、止咳平喘、防癌抗癌。常用于阴虚久咳、痰中带血、虚烦惊悸、失眠多梦、精神恍惚等症。

民间常用百合治疗失眠，近代方书多有记载。

《饮食疗法》载有糖水百合方：生百合100g，加水500ml，文火煎煮熟烂后加白糖适量，分2次服食。百合甘苦微寒，能清心安神，治失眠多梦。此茶用于病后余热未清、心阴不足所致之虚烦不眠，对于肺燥干咳、痰中带血者亦可用。

《小偏方大功效》载有蜂蜜蒸百合方：鲜百合80g，蜂蜜适量，鲜百合与蜂蜜拌和，蒸熟睡前食，功能养阴除烦，适用于虚烦不眠。

《偏方秘方图文百科》载有百合治疗失眠方：干百合12g，将百合磨成粉，早晚分2次冲服。功效：清心安神、养阴润肺，用于治疗伴有心悸健忘、心神不宁的失眠，平常人久服可起到保健延年的作用。

多 汗 症

多汗症，是指由于阴阳失调，腠理不固致汗液外泄失常的病症，多见于结核病和身体虚弱的人，可能与自主神经功能紊乱有关。中医将其分为"盗汗"和"自汗"。

盗汗，又称"寐汗"，指睡时出汗，醒后则止，多属虚劳之症，尤以阴虚者多见，系阴虚热扰，心液外泄所致。症见烦热口干、脉细数等。自汗是指醒时汗出者，因其致病原因不同，可分气虚自汗、阳虚自汗、血虚自汗、痰证自汗、伤湿自汗等。气虚自汗是由气虚表卫不固所致。症见自汗恶风、汗出身冷、疲乏无力、脉微而缓。

对于自汗盗汗的辨证，应辨别阴阳虚实。一般来说，汗证以属虚者为多，自汗多属气虚不固，盗汗多属阴虚内热。但因肝火、湿热等邪热郁蒸所致者则属实证；病程久者，或病变重者，则会出现阴阳虚实错杂的情况。

❖ 桑叶治盗汗

桑叶性微寒味甘，有疏风散热、清肺止咳、平肝明目之功，临床常用治风热感冒、燥热咳嗽、风热目赤涩痛及肝阳上亢之头晕目眩等症。经临床验证，桑叶还可用以止汗，治疗盗汗，历代方书多有记载，称桑叶治盗汗良验。

《丹溪心法》载：青桑叶，焙干为末，空心米饮调服，最止盗汗。

《名医类案》载：严州山寺，有僧，形体羸瘦，饮食甚少。夜卧遍身出汗，迨旦，衾衣皆湿透。如此二十年，无复可疗，惟待毙耳。监寺僧曰，吾有药绝验，为汝治之，三日宿疾顿愈，遂并以方授之，乃桑叶一味，乘露采摘，烘干为末，二钱，空腹温水送服。

清代《单方歌》载有桑叶治盗汗方，并有歌诀：盗汗有方须容易，带露桑叶（二斤）共研末，米汤调和空腹服（四钱），年久从今盖干被。（其用法：采带露桑叶1000g，放砂锅中文火烘干，研细末，每服12g，空心米汤送服。）

《浙江中医杂志》（1989 年第 5 期）载有桑叶治盗汗的治验介绍：取桑叶适量，烘干研细末，每晚睡前米汤送服。此法治疗盗汗颇有效验。某男，7 岁，每夜间睡后汗出，头面如洗已近半载，医院检查未发现异常。遂嘱其用霜桑叶 60g，焙干研细末，每晚睡前米汤送服 6g，服用 3 天，盗汗竟除。

《江苏中医》（1999 年第 3 期）也有桑叶治汗证的介绍和体会：笔者认为，汗证多因阴阳失调，营卫不和，腠理开阖不利而引起。桑叶归肺肝二经，疏散风热、调和营卫。粳米入脾、胃二经，健脾温中、益气生津、补益下元，二者合用，可发挥调和营卫、益气养阴、固表止汗之功，治愈汗证。

❀ 仙鹤草治盗汗

[组成与用法] 仙鹤草 30g，红枣 15g，加水两碗，煎存一碗，去渣取汁服用，每天 1 剂，连服 5~7 剂。

[功效与适应证] 此方为民间验方，方中仙鹤草性凉味苦涩，有凉血止血之功，此外亦可用于多汗症。

按语 仙鹤草用治盗汗、多汗，近代众多方书与医刊有记载。

《一味中药祛顽疾》载有盗汗方：取仙鹤草 30~90g，大枣 15~30g，水煎服，每天 1 剂，治疗盗汗患者 25 例，获得显著疗效，一般服药 7 天收效。

《吉林中医药》载有仙鹤大枣汤，用治小儿多汗：仙鹤草 30~60g，红枣 5~10 个，上药加水煎服，每日 1 剂。

《临证本草》亦有记载：仙鹤草用 30g 以上，配红枣 15g 煎汤，治盗汗多效。

《上海中医药杂志》（1985 年第 2 期）有仙鹤草治盗汗的验案介绍：某女，24 岁，产后咳嗽半载，潮热盗汗、气促食减、骨瘦如柴、脉细数，予仙鹤草 15g，红枣 5 枚，10 剂热退汗止，咳嗽减半，食纳有味，惟元气大伤，恐其反复，守原方加重 1 倍剂量，服药 1 个月食旺神振，面色红润，再服 1 个月，诸症痊愈。

❀ 黄芪炖羊肚治体虚多汗

[组成与用法] 羊肚 1 个，黄芪 30g，黑豆 30g，调料适量，将羊肚洗净，与黄芪、黑豆放砂锅中，加水适量，先用大火煮沸后改用文火炖 1 小时至羊肚熟烂，加调料，食肉饮汤，可分 2~3 次服，每天 1 剂，连服 3~5 剂。

[功效与适应证] 此为民间验方，方中羊肚即羊胃，味甘性温，功能治反胃、止虚汗、补虚羸；黄芪性味甘微温，功能补中益气、固表利水，主治脾胃虚弱、食少倦怠、气虚血脱、表虚自汗盗汗；黑豆性味甘平，功能补肾滋阴、补血明目、除湿利水，此外，《本草汇言》称其"煮汁饮能润肾燥，故止盗汗"。三味合用，功能补益脾胃、收敛止汗，可用治体虚多汗。

❀ 泥鳅治小儿盗汗

[组成与用法] 泥鳅 90~120g，热水洗去黏液，剖腹去肠杂，用油煎至金黄色，加水一碗半，煮存半碗，入盐适量调味，饮汤食泥鳅，每日 1 次，连服 3~5 日。年龄小者可分 2~3 次饮汤，不吃泥鳅。

[功效与适应证] 此为民间验方，方中泥鳅肉质细嫩，营养价值很高，有补气之功，本方取其益气固表以止汗，用治小儿盗汗、劳倦乏力。此外，亦可取泥鳅去内脏，加粳米适量煮粥加盐调味食用。

按语 《赤脚医生杂志》（1975 年第 4 期）载有泥鳅治小儿盗汗验案：某女，2 岁半，白天或黑夜入睡后即大汗淋漓已 2 个月余，曾经用中西医治疗暂时控制，停药后则复发，发育良好，营养中等，心肺未见异常，肝脾未触及，胸透及化验未发现异常。诊断为自主神经功能紊乱所致盗汗。用泥鳅治疗 3 天，盗汗控制，追踪年余未复发。

《湖南中医杂志》(1988 年第 2 期) 亦有泥鳅鱼治疗小儿盗汗的介绍: 配方: 泥鳅鱼 4~5 两 (120~150g)。制法: 将泥鳅鱼用温开水洗去鱼身黏液, 去头尾, 剖腹去内脏, 用适量菜油煎至黄焦色, 加水适量, 煮汤至半碗, 加少许盐调味。用法: 喝汤吃肉, 年龄小者分次服, 每日 1 次。功效: 滋补气血, 主治小儿盗汗。

注: 凡属小儿营养不良、自主神经功能紊乱、缺钙、佝偻病等引起的盗汗, 效果显著。曾治 58 例, 均获显效, 一般连用 5~8 天即可见效。

据有关报道, 本方对结核病、大脑发育不全引起的盗汗无效。

脚 汗 症

每个人身上有几百万个汗腺, 它布满了人的全身, 但分布最多的地方是前额、胸脯、手心、脚心等处, 由于这些部位汗腺比较密, 故出汗也就比较多。脚汗属于中医"汗证"范畴。

❧ 治脚汗方

[组成与用法] 白矾 20~30g, 加水 1000~1500ml 煎溶化, 浸手脚, 每次 10 分钟, 浸后将其自然晾干, 每天 2 次, 连用 5 天。或用白矾研细末, 撒在鞋内。

❧ 白矾干葛止脚汗

[组成与用法] 白矾 15g, 干葛 15g, 共为末, 逐日洗, 连 5 日, 自然无汗。

[功效与适应证] 此方出自明代《万病回春》, 方中白矾又名明矾, 具有解毒疗疮、收湿止痒、敛泻止血等诸多功效、干葛又名葛根, 性味甘辛

凉，气质轻扬，能解肌退热、透发斑疹。两味合用可去湿止汗、抑制汗液分泌，适用于手足心多汗症。

　　《新中医》（1983年第11期）载有此方并附验案：用药方法：白矾（打碎）25g，干葛25g，水煎2次，煎出液共约1500ml，倒盆内，待温度适宜浸洗患脚，1剂药液可洗2天，6天为1个疗程。药液不得用铁制器皿装盛。用药前禁食生葱、生蒜、生姜等辛辣之品。临床疗效：此法治脚汗症74例，痊愈67例，好转4例，无效3例。病案举例：某男，患脚汗症5年多，近2年来加重，每年四季脚汗出如洗，冬季更甚。曾用脚汗粉等治疗无效。用上方3剂外洗1个疗程，脚汗大减，再用1个疗程痊愈。随访半年多未见复发。

头　痛

　　头痛是常见的一种病症，根据部位的不同，可分为左右偏头痛、正额头痛、眉棱骨痛和头顶痛等。引起头痛的病因较多，但不外外感和内伤两大类，其病机多因风寒湿热等邪外侵，风助火毒上扰，痰浊瘀血阻滞，致经气不利，气血逆乱；或因气血营精亏虚，清阳不升，脑神失养等所致。

　　外感头痛，以突然而作，其痛如破，病无休止为特征，其痛多以掣痛、跳痛、灼痛或重痛为主。内伤头痛，以缓慢而痛，痛势绵绵，时痛时止，长久不愈为特征。其痛多以空痛、隐痛、昏痛、遇劳或情志刺激而发作或加重为主。外感头痛多属实，治以祛邪活络为主；内伤头痛多属虚，治以补虚为主。

　　头风，指头痛经久不愈，时作时止者。其和头痛的区别在于："浅而近者，名曰头痛；深而远者，名曰头风。"

❀ 白芷治头痛

　　宋代《是斋百一选方》载有白芷治头痛验案：王定国（宋代名臣）因被风吹，项背拘急，头目昏眩，太阳并脑俱痛，自山阴挐舟至泗州求医，杨吉老既诊脉，即与药一弹丸，便服，王因款话，经一时再作，并进两丸，病若失去。王甚喜，问为何药，答曰："公如道得其中一味，即传此方。"王思索良久，用川芎、防风之类，凡举数种，皆非，但一味白芷耳。香白芷大块，择白色新洁者，并以棕刷刷去灰尘，用沸汤泡洗四、五遍，为细末，炼蜜和丸，如弹子大，每服一丸，多用荆芥点腊茶细嚼下，食后，常服，诸无所忌，只干嚼咽亦可。王益神之，此药初无名，王曰：是药出自都梁名人，可名都梁丸也。大治诸风眩晕，妇人产前产后，乍伤风邪，头目昏重，及血风头痛，服之令人目明。凡沐浴后服一二粒甚佳。

按语 　都梁丸是历代医家认可的治头痛有效的良方，元代《瑞竹堂经验方》亦载有此方：都梁丸治偏正头风及一切头痛。香白芷二两（60g），晒干，为细末，炼蜜为丸，如龙眼大，每服二三丸，食后细嚼，煎芽茶清送下。为便于患者服用，近代医家多用白芷水煎服或研末服。

❀ 白芷冰片止头痛

[组成与用法] 白芷 30g，冰片 0.6g，先将白芷研细末，再将冰片研细与白芷粉和匀，贮瓶备用，每用少许嗅鼻，左痛嗅左鼻，右痛嗅右鼻，或用棉球蘸药粉少许塞鼻孔亦可，每日 2~3 次。

[功效与适应证] 此为民间验方，并为近代方书所记载。方中白芷，又名香白芷，味辛性温，气芳香而祛风燥湿，质滑利而和利血脉，可上行头目而利泄邪气，外通腠理而祛风散火，止痛之功尤著，实为治头痛之良药。本品配用有开窍醒神、散热止痛之冰片，功能通窍止痛，适用于偏头痛、神经血管性头痛、血瘀头痛。

本方亦可用于牙痛。止痛迅速，如嗅闻 1 次（约 2 分钟）不应，再嗅闻 1 次必效。

❀ 夏枯草治头痛

[组成与用法] 夏枯草 30g，加水两碗，煎存一碗，去渣取汁，代茶频

饮，每天 1 剂，连服 5~7 剂。

[功效与适应证] 夏枯草味苦辛性寒，功能清肝泻火、散结解毒，可治肝火上炎的头痛、头晕、眼痛及瘰疬等症。根据现代药理研究，夏枯草有降低血压作用，故高血压患者出现头痛、头胀、面红口苦、烦躁易怒、脉搏有力等肝阳上亢症状时，可用本品进行治疗，可以起到很好的止痛作用，且无明显的不良反应。

 治疗肝阳上亢头痛，夏枯草可单味使用，也可与有降血压作用的杜仲和有散风热、泻肝火作用的菊花合用。《小偏方大功效》载有杜仲枯草汤方：杜仲 30g、夏枯草 25g、菊花 10g，水煎服，适用于高血压头痛。

❧ 天麻川芎治头风

清代《寿世简便集》载有头风方（赵氏方），并有歌诀：欲医头痛百般风，羊角天麻老川芎，每服三钱冲酒下，喜煞婆婆笑煞翁。

[组成与用法] 天麻 30g，川芎 60g，共研细末，贮瓶备用，每服 9g，黄酒或茶水送服，每天 1~2 次。

[功效与适应证] 方中天麻味甘性平，功能息风止痉、平抑肝阳、祛风通络，用于急慢惊风、抽搐拘挛、破伤风、眩晕头痛、半身不遂、肢麻、风湿痹痛等；川芎味辛性温，功能上行头目，活血、祛风、止痛，为治头痛要药。二味合用功能活血祛瘀、祛风止痛，适用于头痛、头风之症。

按语 明代《普济方》中载有天麻丸：功能消风化痰、清利头目、宽胸利膈、治心胸烦闷、头晕欲倒、项肩背拘紧、神昏多睡、肢节烦痛、皮肤瘙痒、偏正头痛等。方用：天麻 15g，川芎 60g，为末，炼蜜丸如芡子大，每食后嚼一丸，茶酒任下。

天麻对多种原因导致的头晕目眩都很有疗效，而且还可以治疗高血压和神经衰弱等疾病。若是头痛、头晕、目眩等疾病都有，每日就需要15g的天麻煎服了，同时还要配上一只童子鸡一起炖服，效果会更好。

天麻适合长时间煎煮，因为天麻的主要成分是天麻苷，在遇到极热的时候非常容易挥发，这样天麻就会失去原本的镇痛效果。

眩　晕

眩晕是目眩与头晕的总称，目眩即眼花或眼前发黑，视物模糊；头晕即感觉自身或外界景物旋转，站立不稳，二者常同时出现，故统称眩晕。轻者闭目即止，重者如坐车船旋转不定，不能站立，或伴有恶心、呕吐、汗出，甚则昏倒等症状。眩晕可由多种原因引起，最常见的有高血压病、梅尼埃病、神经官能症、贫血、眼部疾病，以及饥饿、外伤大出血等。

中医一般将眩晕分为实证与虚证两种，认为实证眩晕是由痰湿中阻或肝阳上亢引起，虚证眩晕则由气血不足或肾精亏损所致。

梅尼埃病，又称内耳眩晕病，为内耳非炎性疾病，具有旋转性眩晕、耳聋和耳鸣三种主要症状。其特点是突然发作，发作期久暂不等，一般几天即愈，发作有明显的间歇期，在间歇期内一切可恢复正常，但以后本病可多次复发，多数一侧患病，多发于中年男性和脑力劳动者。

❧ 仙鹤草治梅尼埃病

[组成与用法] 鲜仙鹤草60g（干品20g），加水一碗半，煎存多半碗，分2次服用，每天1剂，连服3~5天。

[功效与适应证]《名师讲中药》称：仙鹤草为治疗脱力劳伤的要药，根据其治疗脱力劳伤的作用，说明仙鹤草有强壮之功，可以治疗气血虚弱的眩晕。《中医单药奇效真传》称：仙鹤草本为收敛止血药物，但近代研究认为其能消除迷路积水，经临床运用于治疗梅尼埃病，常常应手而效，值得推广应用。

经临床验证，仙鹤草具有活血祛瘀、调节神经的功能，较好地控制的各种症状，近代医刊多有记载。《一味中药祛顽疾》介绍：有人用仙鹤草治梅尼埃病患者多例，效果满意，一般服3~6剂即可治愈。治疗方法：取仙鹤草60g，水煎顿服，连续服药3~4天，治疗中未见不良反应。

夏枯草治眩晕

[组成与用法] 鲜夏枯草60g（干品20g），冰糖15g，加水炖，饭后服。

[功效与适应证] 此方出自《闽东本草》，方中夏枯草味辛苦性寒，功能清肝泻火、平肝阳，适用于肝阳上亢或肝火上炎的头痛、眩晕。

天麻炖鸡治眩晕

[组成与用法] 天麻30g，老母鸡1只，先将母鸡宰杀去毛洗净，放砂锅中加水适量，煮至肉烂，加入天麻再炖5~6分钟后，饮汤吃肉，随意食用，可加少许盐调味。

[功效与适应证] 此为民间验方，方中天麻性平味甘，功能平肝、息风、止痉，对肝阳上亢引起的头痛、眩晕等效果显著。本品与功能补气补血的老母鸡合用、对久病瘦弱之人具有补益效果，尤其是畏寒怕冷、虚不受补者，尤为适宜。

《名师讲中药》有天麻治眩晕的经验介绍：天麻以肥厚、个大、色黄白、呈半透明状、质坚实、品质优良为佳。眩晕最多见于颈椎病、高血压病。民间有用天麻炖母鸡吃来治疗眩晕的方法，有人认为此方效果好，也有人认为此方效果不佳，这是什么原因呢？天麻具有祛风通络的作用，可以用来治疗手指发麻、颈部酸痛沉重，眩晕等。这种情况多见于颈椎疾病，可以使用天麻。天麻有个特点，就是不耐高热，若久煎久煮，其有效成分就会被破坏，甚至毫无疗效。如果用砂锅炖老母鸡而加用天麻时，因老母鸡一般要2小时才能炖烂，而天麻只需要炖

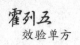

5 分钟就可以了。显然如果将鸡与天麻一同入锅炖的话，天麻的作用早就消失殆尽了，因此，正确的炖法应该是先将鸡炖烂，在吃之前，将天麻略炖一下就可以了。

痹　证

痹，即痹阻不通。痹证是指人体机表、经络因感受风、寒、湿、热等引起以肢体关节及肌肉酸痛、麻木、重着、屈伸不利，甚或关节肿大灼热等为主症的一类病证，尤以四肢关节局部肌肤罹患为多，临床上有渐进性或反复发作性的特点。主要病机是气血痹阻不通，筋脉关节失于濡养所致。

痹证包括西医学的风湿性关节炎、类风湿关节炎、痛风性关节炎及关节周围纤维组织炎、肌肉痛和坐骨神经痛等症，是临床常见病。

❧ 丝瓜络治筋骨痛

［组成与用法］丝瓜络 300g，用砂锅焙焦研细末，每服 3g，用红糖水冲服，每天 3 次，连服 2~3 周。

［功效与适应证］此为民间验方，丝瓜络味甘性凉，功能通经活络、解毒消肿，主治胸胁疼痛、风湿痹痛、经脉拘挛、乳汁不通、肺热咳嗽、痈肿疮毒、乳痈等。现代药理研究发现，本品有抗炎、镇痛、镇静作用。

❧ 川芎治痹痛

《实用中医奇方妙方》载有川芎治痹痛方：制作方法：治风寒湿痹，川芎 30g，生姜 60g，葱 1 把，水煎熏洗。用方经验：川芎辛温，归肝、胆、心包经，有行气、开郁、祛风、燥湿、活血、止痛之效，治风冷头痛眩晕、胁痛、腹痛、寒痹、筋挛、经闭、难产、产后瘀阻腹痛、癥瘕腹痛、胸胁刺痛、跌仆肿痛。川芎辛香善行，能上行头目颠顶，下达四末，具有祛风止痛作用，故可用于风寒湿痹，葱姜可增加其祛邪之力。熏洗完后，应注意保暖，以防再受风寒侵袭。

🌸 炒盐治关节炎

[组成与用法] 细盐 500g，放入锅内炒热，用布包好熨痛处，凉后炒热再熨，往复数次，每天早晚各 1 次，连用 3~4 日。

[功效与适应证] 此为民间验方，盐炒后功能祛风散寒，用治关节炎，如加用小茴香 120g 同炒外熨，其祛风理气散寒止痛的效果更佳。本法不仅治疗风湿性关节炎，亦适用于风湿腰痛。

🌸 白芷治关节积水

[组成与用法] 白芷 100~200g，研细末，加白酒适量调糊敷患处，外用纱布包扎，每天换药 1 次，连用 7~10 天。

[功效与适应证] 此为民间验方，方中白芷味辛性温，功能祛风除湿、通窍止痛、消肿排脓，主治头痛、眉棱骨痛、牙痛、鼻塞、鼻渊等症。现代药理研究发现，本品有解热、镇痛、抗炎作用，能抑制心肌收缩、扩张血管、降低血压。本品外敷，对关节积水有明显疗效。

 《浙江中医杂志》（1989 年第 1 期）载有白芷散治关节积液的经验介绍：配方及用法：白芷适量，研细末，酒调敷于局部，每天换药 1 次。疗效：此方治疗关节积液有良效，一般 7~10 天关节积液即可吸收。验案：某男劳动时跌伤左膝，当时轻微疼痛，尚能步行。2 天后，左膝关节突然肿胀，行走受限，照片未见骨折征象，诊为左膝关节积液，用本方治疗 9 天，肿胀全消而愈。

🌸 桑枝善治臂痛

[组成与用法] 桑枝一小升（约 100g）切碎，水三升（3000ml）煎存二升（2000ml），分多次饮，1 日服尽。

[功效与适应证] 此方出自宋代许叔微《本事方》，许叔微云："尝病臂痛，诸药不效，服此数剂，寻愈。观本草功用及图经言其不冷不热，可以常服。"清代《验方新编》亦有收载。方中桑枝性味苦平，善于祛风湿通经

络，达利四肢关节，并有镇痛作用，对风湿痹痛、四肢麻木拘挛有良好的效果。

 民间还常用桑枝煲鸡，有益精髓、祛风湿、利关节的功效。常用以治疗风湿性关节炎、四肢酸痛麻痹、颈椎病牵拉疼痛、肩周炎、慢性腰肌劳损等症。

用法：老桑枝 60g，母鸡 1 只（约 500~1000g）将鸡宰后去毛与内脏，洗净切块与桑枝同放砂锅内，加水适量，煲至鸡肉熟烂，加盐少许调味，饮汤食鸡肉。每天或隔天 1 剂，连服 3~5 剂。

此方亦可加用薏苡仁煲汤。

三七治关节炎

［组成与用法］三七 500g，研细末，每次 2~3g，开水送服，每日 2 次，连服 30 日为 1 个疗程。

［功效与适应证］此为民间验方，方中三七味甘微苦性温，具有散瘀、消肿、止痛的作用，适用于瘀血肿痛之风湿性关节炎及类风湿关节炎。

按语 《中医杂志》（1994 年第 3 期）载有三七治关节炎的验案：某女，35 岁，患风湿性关节炎近 10 年。右下肢膝、踝关节肿大，发作时红肿疼痛，活动不利，经中西药及针灸治疗时好时差，但酸痛不能去除，后服三七粉，每日 3g（分吞），连服 1 个月，肿胀消退，活动如常，酸痛若失。

土茯苓治痛风

［组成与用法］土茯苓 30~50g，加水两碗，煎存一碗，去渣取汁，服用，每天 1 剂，连服 7~10 剂。

［功效与适应证］此为民间验方，土茯苓味甘淡性微寒，可清热解毒，用于痈疮梅毒，还可利湿，用于湿热所致的淋证、带下、湿疹等病。土茯苓还能通利关节，具有降低尿酸的作用，适用于痛风性关节炎。

按语 　《中医不传之秘在于量》介绍：国医大师朱良春重用土茯苓治痛风，朱氏认为，痛风乃嘌呤代谢紊乱所引起，中医认为系湿浊瘀阻，停着经隧而致骨节肿痛，时流脂膏之证，应予搜剔湿热蕴毒，故取土茯苓健胃、祛风湿之功。脾胃健则营卫从，风湿去则筋骨利。

　　名医时慧君重用土茯苓治痛风性关节炎。时氏根据痛风性关节炎的发病规律，临床施以大剂量土茯苓（30~60g）为主药治疗，一般3~5剂即可控制关节红肿热痛。时氏认为，痛风主因是"内毒"——体内尿酸产生过多，而土茯苓性平味甘淡，入胃、肝经，具利湿、解毒、利关节之功，切合痛风病机，故而以土茯苓为主药组方治疗痛风效果颇佳。

赤小豆薏苡仁治痛风

　　[组成与用法] 赤小豆50g，薏苡仁50g，加水适量，熬粥温服，每天1剂，可分2次服，连服2周以上。

　　[功效与适应证] 赤小豆味甘酸，功能利水消肿退黄、清热解毒消痈，主治水肿、脚气、黄疸、淋证、便血、肿毒疮疡。据《赵金铎医学经验集》介绍：近年来用赤小豆治风湿热痹，有风湿结节或红斑者，在祛风利湿清热药中重用赤小豆，每获良效。并嘱患者多吃赤小豆粥，以辅助药力，收效更速。薏苡仁，本草称："主筋急拘挛，不可屈伸，风湿痹。"在临床，薏苡仁常用于利尿方、清热方、祛风方的主药，用其治疗痛风，既可以发挥其利尿作用以排出更多的尿酸，又可以利用其祛风除痹的功效，改善痛风患者的关节炎症状。

　　薏苡仁与赤小豆合用，可起到利尿的作用，促进尿酸的排除，从而降低尿酸在体内的含量，适用于痛风性关节炎。

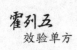

鹤 膝 风

鹤膝风，是一种慢性消耗性疾病，属于中医"痹证"范畴，又称"历节风"。患者膝关节肿大，像仙鹤的膝部，以膝关节肿大疼痛，而股胫的肌肉消瘦为特征。

本病由肾阴亏损，寒湿侵于下肢，流注关节所致。本病相当于西医学的骨结核、化脓性关节炎、骨膜炎以及其他以关节肿大、积水、变形为特征的关节疾病。

白芥子治膝关节肿痛

民国医刊《明日医药》（1936年第3期）载有名医叶橘泉"单方汇报"，中有膝关节肿痛单方：白芥子1两（30g），研细末。用法：白芥子末用麻油与水各半调为稠糊，厚摊绒布上贴患部，再用布包扎，约10余小时，患处起疱，用针刺破，放出黄水，肿痛自消。应用范围：鹤膝风。

白芥子辛温，功能利气消痰、散结消肿、通络止痛，尤善除皮里膜外、筋骨经络之间的寒痰凝聚，故凡痰湿凝阻经络之关节疼痛以及骨质增生等，用之甚效。此法历代方书多有收载，据介绍，除用麻油调敷外，亦可用烧酒调糊或用鸡蛋清调糊外敷。白芥子外用时间过久，会导致皮肤起疱，但经临床验证，用药后起疱作用反而更好，若不起疱，效果要差一些。

艾叶治两膝肿痛

[组成与用法] 蕲艾250g，加水适量煎10多分钟，去渣取汁，倒入盆内，趁热熏洗，一日数次，久久即愈。

[功效与适应证] 此方出自清代《急症简便验方》，主治鹤膝风。方中艾叶以陈久者为佳，故又名陈艾，又以出自蕲地者为上品，故又称蕲艾。艾叶芳香温通，用以煎汤熏洗患处，可使热力内注，温煦气血，通达经络，祛除寒邪，适宜于寒邪外侵所致的肢体关节疼痛。

坐骨神经痛

坐骨神经痛为临床上较常见的一种顽固性疾病，常因风寒湿三气杂至，侵犯人体后，使气血受阻，脉络不通，引起筋肉拘急而痛，下肢凉麻，疼痛由腰骶部沿臀部向下肢后侧放射，下肢运动时疼痛加剧或出现，兼有腰痛。

❧ 艾绒葱姜治坐骨神经痛

[组成与用法] 艾绒30g，葱1把，生姜30g，共捣烂，用白酒炒热，用布包好，趁热熨痛处，冷则加热再熨，以痛止为度。

[功效与适应证] 此为民间验方，方中艾绒为艾叶经加工后的产品，有理气血、逐寒湿、温经等作用，葱与生姜同为解表散寒除湿的药品，三味一起外用并佐以温经通络的白酒，对坐骨神经痛引起的肢体疼痛有很好的缓解作用。

在使用本方后应注意局部保暖，以防患处再受寒加重病情。

坐骨结节滑囊炎

坐骨结节滑囊炎是一种常见病，发病与长期过久地坐位工作及臀部脂肪组织缺失有关，特别是体质较虚弱者，由于坐骨结节滑囊长期被压迫和摩擦，囊壁渐渐增厚或纤维化而引起症状。因剧烈活动髋关节使附着在坐骨结节上的肌腱损伤，从而牵拉损伤滑囊或肌腱损伤处的瘢痕刺激周围滑囊所致。

本病临床表现为臀尖（坐骨结节部）疼痛，坐时尤甚，严重者不能坐下，但疼痛局部局限，不向它处放射，日久臀尖部酸胀不适。

❧ 薏苡仁治坐骨结节滑囊炎

[组成与用法] 生薏苡仁60g，加水两碗，煎存多半碗，去渣取汁，分

2次服，每日1剂，连服4~5周。

[功效与适应证] 薏苡仁功能祛湿通络、利关节、消炎肿，对于湿滞皮肉筋脉的痹痛及湿热不攘、大筋软短所致的拘挛症有较好的疗效，故适用于坐骨结节滑囊炎。

 《中医杂志》（1987年第1期）载有薏苡仁治疗坐骨结节滑囊炎的经验介绍：取生薏苡仁60g，加水300ml，煎至200ml，分2次口服。共治25例，均系缠小脚的妇女，发病时间2~10年，坐骨结节部位的囊肿最大8cm，最小4cm，质软，囊肿边缘清楚，局部有胀满感，皮肤色泽正常，服药26~45日，囊肿症状消失，追访3~10年，无1例复发。

颈 椎 病

颈椎病是指颈椎间盘退行性改变，颈椎肥厚增生以及外伤节损等引起颈椎生理曲度改变，或椎间盘脱出，韧带增厚，小关节退行性改变，刺激或压迫颈脊髓、颈部神经、血管而出现头、颈、肩部疼痛，上肢麻木，肌肉无力，眩晕，猛然昏倒等症状；压迫交感神经时可产生头晕、眼花、耳鸣、心律不齐，步履蹒跚，汗出异常；压迫食道可引起吞咽困难等症状。

颈椎散治颈椎病

《四川中医》（1989年第8期）有颈椎散的经验介绍：组成：当归、红花、三七粉各等量。制法：上药共研细末。用法：口服，每次3g，每日3次，温开水送服，9天为1个疗程。主治：颈椎病。疗效：治疗84例，痊愈61例，显效19例，无效4例。

 颈椎散以活血化瘀见长，故用于颈椎病有明显瘀血者，最为合拍。

肩　周　炎

　　肩周炎为中老年人常见病之一，该病属于中医"痹证"范畴，俗称"五十肩""漏肩风"。本病在天气转凉的秋冬季更易发病，患者肩背疼痛、上肢活动受限，手臂不能上扬及触摸后背，从而影响穿衣、梳头及做其他工作。

　　引起此病的原因，多数患者由于夜卧露肩而眠，加之中老年人体弱，风寒之邪乘虚而入，滞留于肩胛、筋骨肌肉之间，壅塞经络，使气血流通不畅而引起肩背疼痛、上肢抬举不利。

❧ 治漏肩风奇方

　　[组成与用法] 大蒜头1个，皮硝一捻（约10g），共捣为泥，敷于患处，先盖薄膜，然后用纱布固定，每天换药1次，连用3~5次。

　　[功效与适应证] 此方出自清代《急症简易验方》，方中大蒜，不仅食用还是一味良药，明代李时珍《本草纲目》称其"其气熏烈，能通五脏、达诸窍、去寒湿、辟邪恶、消痈肿、化癥积肉食，此其功也"。皮硝，又名芒硝，味咸苦性寒，功能泻下通便、软坚、清火消肿。二味合用，有消肿止痛之功，故漏肩风敷之即愈。

❧ 细辛生姜治肩周炎

　　[组成与用法] 细辛30g，生姜100g，白酒适量，先将细辛研末，生姜洗净捣烂，混合后用砂锅炒热，加入白酒调匀再炒片刻，热敷患处，上贴薄膜再用纱布包扎，每天晚上敷1次，连用1~2周。

　　[功效与适应证] 此为民间验方，方中细辛味辛性温有小毒，功能散寒祛风、止痛、温肺化饮、通窍，主治风寒表证、头痛、牙痛、风湿痹痛、鼻塞、鼻渊等症。本品与散寒解表的生姜合用，功能祛风散寒止痛，适用于寒湿凝聚的肩周炎。

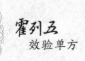

腰 腿 痛

腰腿痛是以腰部和腿部疼痛为主要症状的病症。主要包括西医学的腰椎间盘突出症、腰椎椎管狭窄症等。

腰腿痛多因扭闪外伤、慢性劳损及感受风寒湿邪所致。轻者腰痛，经休息后可缓解，再遇轻度外伤或感受寒湿仍可复发或加重；重者腰痛可向大腿后侧及小腿后外侧及脚外侧放射，转动、咳嗽、喷嚏时加剧腰肌痉挛，出现侧弯，患侧小腿外侧或足背有麻木感，甚至可出现间歇性跛行。

腰椎间盘突出症：腰椎间盘突出症是纤维环破裂后，髓核突出压迫神经根造成以腰腿痛为主要表现的疾病。轻者表现为由腰部至大腿及小腿后侧的放射性刺痛或麻木感，直达足底部，一般可以忍受。重者则表现为由腰至足部的电击样剧痛，且多伴有麻木感，疼痛轻者虽可步行，但步态不稳，呈跛行，腰部多取前倾状或以手扶腰以缓解对坐骨神经的张应力。

本病中医称为"腰痛""偏痹"，其病机为肾气亏虚，气血壅滞，经络不通所致。

❧ 枸杞子善治腰痛

枸杞子为扶正固本，生精补髓，滋阴补肾、益气安神、强身健体、延缓衰老之良药。此外，历代医家喜用枸杞子治疗腰痛及风痹。《本草汇言》称："（枸杞）生血气，强阴阳，耐寒暑，坚筋骨，止消渴，去风湿周痹，有十全之功。"《本草汇言》还载有："治血虚变生一切风证，每日早晚只取枸杞子1两（30g）煎汤饮，并食其渣。"

《名老中医之路》（第三辑）载：近代名医施今墨曾治一青年，其人患腰椎增生，腰痛如折，行动困难，屡经中西医治疗未效。施今墨断为肾虚，嘱每日服枸杞子30g，1个月后，腰痛大减，行动自如，嘱再服1个月，巩固疗效。其后历经10多年，腰痛未再发。

《全国首届中药方剂开发应用学术研讨会论文集》（1992年11期）收载

有枸杞子治腰痛验案：某男，60岁，主诉：腰酸、腰痛2年余。2年前患者有腰伤史。2年多来患者常觉腰酸、腰痛，经骨伤科检查，诊为腰肌劳损，腰椎摄片未见明显异常。曾先后用过补肾壮骨丸，外敷伤药膏，腰酸、腰痛时有减轻。因长期服药患者食欲不振，要求调换服药剂型。观其舌质红，苔少，脉细弦，综合病史，本证显然为肾气不足，腰府失养。遂予枸杞子酒长期饮用。半年后其子来告，患者腰酸、腰痛已2个月未发。

治腰骨痛方

[组成与用法] 枸杞子15g，小茴香10g，杜仲15g，猪瘦肉100g，加水三碗，煮至肉烂，加酒1小杯，喝汤吃肉，可加少许盐调味，每天1剂，分2~3次服、连服5~7剂。

[功效与适应证] 此方出自清代《经验良方》，方中枸杞子性平味甘，具有补精气、坚筋骨、滋肝肾、止消渴、明目效果；小茴香，味辛性温，功能温肾暖肝、行气止痛、和胃，主治寒疝腹痛、睾丸偏坠、膀胱冷痛、胁痛、肾虚腰痛等；杜仲，味甘性温，功能补肝肾、强筋骨、安胎，用于腰膝酸痛、阳痿、尿频、小便余沥、风湿痹痛、胎动不安、习惯性流产等。三味合用，功能补肝肾、强筋骨，和瘦肉煎汤不失为治疗腰痛的理想药膳，久服有益。

 《老偏方》载有杜仲枸杞酒方：炒杜仲15g，枸杞子25g，白酒350~500ml，浸泡10~15日即可服用，每服10~25ml，每日1~2次。本方可强腰膝、壮筋骨、补肝肾，对慢性腰痛、腿痛有良效。

骨 质 增 生

骨质增生，俗称"骨刺"，中医亦称之为"骨痹"。常见者有颈椎骨质增生、腰椎骨质增生、足跟骨质增生。

颈椎骨质增生：症见颈项强直痛，转侧不便，牵及单侧或双侧肩及上肢疼痛、麻木，并可引起头晕、心悸、恶心，甚至颈项强痛，不能平卧等。腰椎骨质增生：主要症状是腰痛，活动不便，牵及一侧或双侧臀部及下肢疼痛麻木。足跟骨质增生：主要临床表现单侧或双侧足跟疼痛，不能落地行走，清晨起床下地时疼痛加剧，足跟下如踏有硬物感。

本病多发于中老年人，病因是人到中年后，肝肾开始虚衰，气血有所不足，加之外受寒邪湿气，客于骨髓，发而为病。

川芎治骨质增生

[组成与用法] 川芎 300~500g，研细末，贮瓶备用，每用取川芎末少许（约 6g）以温水或醋调成糊状，敷患处，上贴薄膜，然后以纱布固定，每 2 天换药 1 次。

[功效与适应证] 方中川芎属辛温之品，临床多为内服，功善活血行气、祛风止痛，本品用之外敷，药力可直达病所，使血行瘀散痛减，对骨质增生、风湿性关节炎、类风湿关节炎均有一定疗效。

按语　《新中医》（1980 年增刊二）有川芎治骨质增生的经验介绍：用药方法：川芎末 6~9g，加山西老陈醋调成稠糊状，然后用少许药用凡士林调匀，随即将配好的药膏抹在增生部位，涂好后盖上一层塑料纸，再贴于纱布，用宽胶布将纱布四周固封，2 天换药 1 次，10 次为 1 个疗程。临床疗效：此法治疗骨质增生 20 例，效果较满意。使用注意：此法不宜过早揭去贴敷物，除个别有刺痒、起密集丘疹可揭去敷药外，其他敷 1 次时间至少应保持 1 天不掉落，否则影响疗效。

《新医学》（1975 年第 1 期）载有李民安的报道：2 年来对 10 例肥大性脊柱炎、8 例跟骨刺治疗，用川芎一味碾极细末装入小布袋内，疗肥大性脊柱炎时，将袋敷在痛点处，治跟骨刺时，将袋垫鞋内，袋内川芎，每周 1 换，快者 5 天后疼痛消失，慢者 10 天后疼痛逐渐减轻，个别患者疼痛消失后二三个月又出现疼痛，仍用此法。

芒硝治足跟骨刺痛

《黄河医话》载有张衍鹗应用芒硝治足跟骨刺痛的经验介绍：足跟骨质增生，属中医"骨痹"范围，好发于女性更年期，男性多发年逾五旬的患者。临床表现多见气血不足，肝肾虚亏等证，常以足跟痛，有麻胀感，且疼痛以初立、初走时明显，活动后反而减轻，久立久站后则又加重为特征。本病疼痛一般较局限。跟骨基底结节部骨刺，痛点多在跟骨下方，偏内侧。粗隆结节部骨刺，痛点多在跟骨后侧（即跟腱附着处），痛点可窜至足踝、足背等处。疼痛程度与骨刺的大小无明显关系，而与骨刺的方向有关。骨刺的方向与跟骨底面近乎平行时，疼痛较轻，而斜向下方时，疼痛较剧烈。余用芒硝适量压成细末装入布袋，铺平约 0.5cm 厚，放在鞋后跟部，踏在足跟下，二三日症减，不超 5 日疼痛消失。如有复发，反复使用仍有效。其机制与芒硝的软坚作用有关。

足 跟 痛

足跟痛，指多种慢性疾患所致跟骨跖面疼痛的疾患，主要表现为单侧或双侧足跟及脚底部酸胀或针样掣痛，步履困难，可单侧或双侧发病，多因跖筋膜创伤性炎症、跟腱周围炎、跟骨滑囊炎、跟骨骨刺及脂肪垫变性引起，发病多与慢性劳损有关。本病中医称为"足跟痹"，其病机为肝肾亏虚、气滞血瘀所致。

夏枯草治足跟痛

《浙江中医杂志》（1985 年第 7 期）有夏枯草治足跟痛的经验介绍：用药方法：取夏枯草干品 50g 浸入食醋 1000ml 内约 2~4 小时，然后煮沸 10 分钟，待稍凉后，浸泡患处 20 分钟（先熏后洗），每天 2~3 次，1 剂可用 2 天。临床疗效：此法治疗足跟痛，少则 3~4 剂，多则 7~8 剂，疼痛即可缓解或消失。

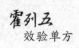

夏枯草性寒味辛苦，有清火散结、清肝降压之功，临床常用治瘰疬、瘿瘤、痄腮、癌症初期、肝火上炎目赤肿痛、肝阳上亢头痛目眩、高血压等症。据报道，近代医家多用本品治足跟痛。

手 足 麻 木

手足麻木是人体在主动或被动下麻木，有时静止时稍重，或在活动时加剧，严重时活动受损，生活不能自理。多与肝、肾、心、脾有密切关系，风、寒、暑、湿、燥、热等邪气阻闭经络，影响气血运行，导致肢体、筋骨、关节、肌肉等发生疼痛、重着、酸楚、麻木或关节屈伸不利、僵硬肿大、变形等症状的一种慢性疾病。轻者病在四肢关节、肌肉；重者涉及脏腑，尤其是心脏。西医学认为本病主要成因，是血液循环不通畅所致。

❀ 桑叶治手足麻木

[组成与用法] 治手足麻木，不知痛痒，取霜降后桑叶适量煎汤，频洗有效。

[功效与适应证] 此方见于明代《本草纲目》，方中桑叶药性偏凉而带有辛味，具有温和发汗、清凉解表的作用，适用于外感风热，口渴、无汗或有汗及咽痛等症。《本草图经》载：（桑叶）煮汤淋洗手足，去风痹。

《辽宁老年报》（1997年10月15日）刊载有梁纯英"家传秘方治手脚麻木症，数日见奇效"一文：我祖辈有一治手脚麻木秘方，经多人使用，疗效甚佳，愿献给广大读者。方法：采秋后霜打过的桑叶，晾晒干后，用砂锅煮沸；然后捞出叶子，待水温不烫时，用此水浸洗手脚，每天2次，数日内即见奇效。

🌿 麻痹验方

民国医刊《医界春秋》载有麻痹验方，简便有效，值得推广。手足麻痹，或偏身不能移动，经中西医治疗无效果者，取黑木耳四两（120g）研细末，黄酒八两（240ml），红糖二两（60g），共合一处蒸熟如膏状，每服三钱许（9g），每日2~3次，7日服完，轻者一料即愈，重者两料立效。望海内同志临床试用，无不见效。

> **按语** 黑木耳质地柔软，味道鲜美，营养丰富，具有补气养血、润肺止咳、止血、降压、抗癌的功效，是久病体弱、腰腿酸软、肢体麻木、贫血、高血压、冠心病、脑血栓、癌症等患者理想的康复保健食品。据《饮食宜忌大全集》介绍：黑木耳对胆结石、肾结石、膀胱结石等内源性异物有比较显著的化解功能。黑木耳还可防止血液凝固，有助于减少动脉硬化症，经常食用可预防脑溢血、心肌梗死等疾病的发生。

手 脚 冰 冷

手脚冰冷主要是由心血管系统障碍和体寒造成。天气一冷就感觉全身发冷，手脚冰凉更甚。这种情况，中医称为"阳虚"。人体的阳气不足，是造成手足不温的一个重要原因。中医认为，阳虚则寒，阳气主温主外，阳气不足，人们就会感到形寒肢冷，尤其是手脚。

可以通过药物、饮食和运动来改善手脚冰冷的症状。

🌿 脚冷治法

民国医刊《神州国医学报》载有吴去疾"脚冷治法"一方：经云：久坐伤血，又脾虚则四肢常冷，故脾虚当进补，血不和需运动也。予友耿君，任南市米行帐席，终日伏案，夜眠足冷，厚被不暖。客冬询及予，予曰：此久坐，而致血液不调，宜多作户外运动。友以暇刻殊少不便出外，乃嘱其睡前用桂枝 30g，吴茱萸 9g，煎汤入盆，以两足浸半小时，上床后，复以左右掌心擦左右足心及小腿全部，俟热极覆被睡下，足部加厚之。今春询知已不冷矣。故属血脉不和者，实不必妄进补剂也。

❧ 当归生姜羊肉汤治手足发冷

[组成与用法] 当归 5~10g，生姜 10~15g，羊肉 100~150g，将当归、生姜洗净，切片，羊肉切成小块，三者一起放入砂锅内，加水适量，用大火煮沸，除去浮沫，改用小火炖至羊肉熟烂，加盐少许调味，喝汤吃肉，可分 1~2 次服用，每天或隔天 1 剂。

[功效与适应证] 此方出自汉代医圣张仲景《金匮要略》，方中当归补血调经、通脉止痛；生姜祛寒和胃；羊肉温经补血、益气健胃，素有"虚寒证的克星"之美誉，可食可药，是冬季御寒的理想食品。当归生姜羊肉汤妙在使用羊肉，正合《素问》"形不足者，温之以气；精不足者，补之以味"之旨。故妇女产后、头昏乏力、腹中觉冷、隐隐作痛者，服用本方常有良效。

此外，因本方善能通经散寒，故对体弱冬季常手足冰冷者，常服本方确有补益强壮效果。

面神经麻痹

面神经麻痹，又叫面瘫，俗称"口眼歪斜"。该病起病急速，其表现为口眼歪斜，言语不清，口角流涎等。部分病例于发病前数天在耳郭后及脸部有轻度疼痛。西医学认为该病是由于脑血管阻塞，面部血液循环不畅，患部神经传导失调所致。面神经瘫痪分为周围性面瘫与中枢性面瘫，前者大多原因不明，与寒冷、受风、病毒感染有关；后者为脑血管引起的并发症。周围性面瘫一般能完全治愈，很少有后遗症，中枢性面瘫则部分不能完全恢复。

鳝血治口眼歪斜

鳝血即黄鳝之血，味咸气平，功能祛风活血。明代李时珍《本草纲目》论鳝血曰："疗口眼歪斜，同麝香少许，左歪涂右，右歪涂左，正即洗去。"清代《验方新编》载："口眼歪斜，用活鳝鱼一条捣烂，左斜敷右，右斜敷左，嘴正即将鳝鱼血洗净，免口又扯斜一边，屡试屡验。"

此法治疗口眼歪斜，疗效可靠，霍老先生曾用之治愈多例患者，霍老认为，麝香为贵重药品，故本症初起者，不用麝香亦可。

《偏方奇效见闻录》载有鳝血治口眼歪斜验案：1956年夏，余从水坑中捉一鳝，将头割去，使血滴于绵纸上，收存备用。是年前，余在中学三年级就读，开学伊始，同学孟某右侧口眼歪斜，余以为大可一试，以观其效。遂借一车，回家剪之滴有鳝鱼血的棉纸1块，大如鸡卵。回校后，用温水稍浸，贴于健侧，次日晨果见稍有复正，3日后复原而愈。

癫 痫

癫痫，是大脑神经元突发性异常放电，导致短暂的大脑功能失调的一种慢性反复发作性疾病。临床上以青少年为多见，小儿亦不少。癫痫的发作大多具有间歇性、短暂性、刻板性三个特点。以突然昏仆，口吐涎沫，肢体抽搐，移时自醒，反复发作为主要表现。

中医认为，痫证多由骤受惊恐、先天禀赋不足、跌仆撞击等因素，导致风痰闭阻、痰火内盛、心肾亏虚、气血瘀滞而引发。本症之治疗当视其标本缓急而有所区别，发作之时，以治标、控制发作为当务之急，可按病情选用豁痰顺气、平肝息风、清肝泻火等法为治，间歇期以治本为主。

团鱼煎治癫痫

[组成与用法] 团鱼（鳖）1只（500g左右），油、盐等调料各适量。团

鱼去壳及内脏，切块，洗净，沥尽水，用锅加入食油烧热，下鱼块炒后放入盐等调料，再加热开水适量，水沸后改用文火炖至熟烂即成，连汤带肉一次服完。服时应在未发前开始服用，每日1只，连服7只。本方服后除感觉发热外，无其他反应。

[功效与适应证] 本方出自《中医验方汇选》（1959年版）为蔡少儒大夫所介绍。方中团鱼性寒味甘，具有滋阴凉血、补益调中、补肾健骨、散结消痞等作用。

按语　据蔡氏介绍：用团鱼治疗癫痫，方书中尚未见明文记载。明·李士材说："鳖色青，主治皆肝症"，清·吴鞠通说："鳖蠕动之物，入肝经至阴之分，既能养阴，又能入络搜邪。"而此症是由肾中龙火上升，肝火助之，酿为痰涎，郁于经络，故有昏仆搐搦之象，综观所述结合蔡大夫的使用经验，可以证明此方药症相符。

一味青果膏治癫痫

《中医实用效方》（1959年版）载有一味青果膏方，治疗非遗传性癫痫，效果颇佳。处方：鲜青果2500g。制法：捣碎去核，加水适量，慢火煮之（约5小时），去渣再用慢火熬一昼夜，视其稠度将成膏状即可。用法：早晚各服一匙，白开水冲服。

注：据本方介绍人李继曾大夫谈，此方试用多年，百分之八十有效，只用大量青果一味；意在理痰，不伤正气，惟对遗传性者，用之无效。

肥　胖　症

肥胖是指人体内脂肪堆积过多，显著超过正常人的一般平均量，一般超过正常体重的10%称过重，超过20%称为肥胖。如无明显病因可寻者，称单纯性肥胖症；具有明显病因者称继发性肥胖症。轻度肥胖者常无症状，中重度肥胖者可出现一系列症候群，除肥胖外，往往出汗多、易疲劳、畏热胸闷、嗜睡、气短乏力、工作能力下降，有的人可伴有下肢轻度浮肿及肥大性关节炎，女性患者可伴有月经不调、闭经、不孕等。临床上中老年人肥胖明显偏多，其中女性多于男性，且并发高血压病、冠心病、糖尿病的较多。

中医认为，本病多与先天禀赋有关，后天则因过食肥甘厚味，以及久卧、久坐、少劳所致。本病的病机特点为本虚标实，本虚以肺、脾、肾气虚为主，标实以痰浊、水湿为主，本虚与标实常互为因果。

枸杞茶减肥

自古以来，枸杞子就是补虚延年的良药，现代许多研究证实，枸杞子能改善和提高机体的免疫功能，并有延缓衰老的作用。经临床验证，用枸杞子泡茶，可以减轻体重，治疗肥胖症，用法：枸杞子15g，开水冲茶饮，早晚各1次，4个月为1个疗程，适用于肾虚肥胖症。

 《新中医》（1988年第7期）有单味枸杞子减肥的报道：用药疗法：每天取枸杞子30g，当茶冲服，早晚各服1次。临床疗效：此法治疗5例，男性2例，女性3例，1个月后体重分别降2.6~3公斤，有明显减肥作用。

注：据现代药理研究，枸杞子含大量营养素，如胡萝卜素、烟酸等，可参与脂肪转变能量，使身体释放能量时，减少脂肪。

山楂菊花决明茶减肥

[组成与用法] 生山楂15g，菊花10g，决明子15g，加水两碗煎一碗，去渣取汁，代茶频饮，每日1剂。

[功效与适应证] 此为民间验方，方中山楂味酸甘性温，功能健脾消食，对女性有健美瘦身的作用；菊花味甘苦性微寒，功能疏风清热、平肝明目、解毒消肿，长期服用利血气、轻身、延年益寿，经验证，本品还有减肥功效；决明子，味苦甘，性微寒，能润肠道而瘦身减肥，善治肥胖症并能降脂，若肥胖便秘而又血脂过高时，可选用决明子。三味合用，功能活血化瘀、降脂减肥。常服可减轻体重，消除脂肪。

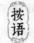 决明子为减肥良药，单用一味亦可有很好的减肥作用。

《名师讲中药》介绍：使用时，将决明子放入锅中，以大火干炒，直到表面酥脆，散发香浓气味才改以中小火炒，因决明子药材外面有一层皮，将其外皮炒至炸裂，有助于有效成分溶于水中。笔者体会，若需要瘦身者，将一味决明子泡水饮服，坚持饮用有效，每次取15g以开水冲泡饮服。减肥瘦身时，若短期内瘦身太明显，对身体反而不利，应该循行渐进，方不致反弹，决明子虽通便，但并不伤正气，可以作为常用之品。决明子的特点是上清头目，下润大肠，减肥瘦身，且疗效显著。

甲状腺功能亢进

甲状腺功能亢进，简称"甲亢"，中医称为"瘿瘤"。其临床表现为甲状腺肿大、心悸、手抖、汗多、突眼、易疲劳、食欲亢进、性急易怒等。如不适当治疗，可引起各种并发症，甚者可引起休克、心衰、肺水肿等甲亢危象。西医学对本病疗效不够理想，多发率高，治疗较困难。本病应用中医药治疗有一定疗效，中医认为，本病初起为实，久病为虚，以理气活血、解郁散结、化痰软坚为基本原则。值得注意的是，如经治不效或肿块突然增大者，应考虑采取手术治疗，以防恶变。

临床上有单纯性甲状腺肿和甲状腺功能亢进之分。单纯性甲状腺肿是因缺碘导致甲状腺肿大或碘缺陷所引起的甲状腺代偿性增大。其临床表现为：颈前单侧或双侧腺体肿大，触之软而不痛，情绪波动时肿胀加重，有时胸闷胁痛，吞咽不利，此外，一般无全身症状；甲状腺功能亢进是由于各种原因引起的甲状腺分泌甲状腺激素过多的一种内分泌系统疾病。

❀ 紫菜汤治甲状腺肿大

[组成与用法] 紫菜干20g，用冷开水洗净，加麻油、盐、味精等调料

煮汤佐膳，每日 2 次，连服 1~2 个月。

[功效与适应证]紫菜性凉味甘咸平，功能化痰软坚、清热利水、补肾养心。《本草纲目》称："病瘿瘤脚气者宜食之。"本方功能散结软坚，用治甲状腺肿大、淋巴结核及各种坚硬肿块。

 　　《食物中药与便方》介绍，紫菜有软坚作用，适用于甲状腺肿大、淋巴结核、脚气病。该书中还载有用紫菜治病的验案："浙江医大中医部马莲湘来信介绍称：一中年商人左侧耳边颈后起一核，初如桂圆核大，因经常抚摸，竟越摸越大，乃恐惧问治于余，余教其每天用紫菜泡汤佐膳，并嘱勿摸，以免扩大。连吃 1 个月后，在不知不觉中消失。其后，余自己肛门前会阴部左侧生个小核，初时不觉痛痒，后来逐渐扩大如枣子大小，既硬且痛，妨碍起坐，余也用紫菜半两泡汤吃（有时还加用海蜇皮），连吃 1 月余，也无形中消失，迄今 20 余年未曾复发。"

海带治甲状腺肿大

[组成与用法]海带 100g，洗净去砂，放砂锅中加水煮烂后切成细丝，盛入盘中，加红糖适量搅拌后，分数次服完，连服 1 个月。

[功效与适应证]海带性味咸寒，功能软坚散结、清热利水，适用于甲状腺肿大、淋巴结结核。早在晋代，就有用海带治疗瘿瘤（即甲状腺肿大）的记载，金元时期的医家李东垣亦称："海带，病瘿瘤脚气者宜食之。"

补 益 方

补益方包括补气、补血、补阴、补阳四类。所谓虚证，一般说来，有气虚、血虚、阴虚、阳虚四种类型。因此，在具体应用时要根据不同的虚证类型，相应地选用不同的药方。人体的气、血、阴、阳，不是截然分开的，往往有着相互依存的关系。气虚和阳虚多半表示人体功能的衰退，而血虚和阴虚则表示体内营养物质的不足。具体来说，气虚易致阳虚，而阳虚又多兼气虚；血虚常伴有阴虚，阴虚者兼有血虚；还有的患者气血双亏，阴阳俱虚。

补气：主要适用于脾气虚和肺气虚的患者。脾气虚则神疲倦怠、大便泄泻、食欲减退、脘腹虚胀、浮肿、脱肛等；肺气不足则少气懒言、气短乏力、易出虚汗等。

补血：血虚症见面色萎黄、嘴唇及指甲苍白，并有头晕、耳鸣、心慌、健忘、失眠等。在补血时，如遇有血虚兼气虚的，可配合补气，或交替应用；如血虚兼阴虚的，也可与补阴合用，或轮流使用。

补阴：适用于阴虚、液亏、津少的病症。凡肺阴虚的干咳、咯血、虚热、烦渴；胃阴虚的舌绛、唇红、津少口渴、胃中嘈杂；肝肾阴虚的头眩目暗、五心烦热；以及心阴虚者所出现的自汗、盗汗等，均可选用相应的补阴方。

补阳：适用于腰膝酸痛、腿脚软弱、四肢欠温、畏寒怕冷、阳痿、早泄、遗精、小便频数或清长、遗尿，或溺后余沥等症。补阳，虽分别具有补肾阳、补心阳、温脾阳的不同，但中医认为："肾为先天之本"，因此，补阳药主要用于温补肾阳。

🌸 徐国公仙酒方

明代太医龚廷贤《万病回春》载有徐国公仙酒方：头醅好烧酒 1 坛，龙眼去壳 2~3 斤（1000~1500g）入酒内浸之，日久则颜色娇红，滋味香美，专补心血，善壮元阳，疗怔忡惊悸、不寐等症，早、晚各随量饮数杯，悦颜色，助精神，大有补益，故名仙酒。

> **按语** 《实用中医奇方妙方》亦有介绍：制作方法：龙眼肉250g，切碎装入瓷瓶中，加高度白酒400ml，浸泡15~20天，每日服10~20ml。治心悸、失眠。用方经验：龙眼肉味甘性温，归心、脾经，适用于心脾两虚证及气血两虚证患者。中医认为，心主血脉与神志，与精神意识、思维活动有关，脾为后天气血生化之源，提供全身的营养。如果人的思虑过度，劳伤心脾，

可导致心悸怔忡、失眠健忘、神疲乏力等症状。龙眼肉甘温滋补，入心脾两经，功善补益心脾，而且甜美可口，不滋腻、不壅气，实为补心健脾之佳品。久病体虚或老年体衰者，常有气血不足之证，而表现为面色苍白，或萎黄，倦怠令乏力，心悸气短等症。龙眼肉既补心脾，又益气血，甘甜平和，有较好疗效。

❧ 龙眼肉粥补血安神

[组成与用法] 鲜龙眼剥掉果皮去核取肉15g（或用桂圆干肉可），红枣5枚（去核），粳米60g，加水适量熬煮成粥，可加白糖少许调味，每日1剂，可分2~3次服。

[功效与适应证] 此方出自清代《老老恒言》，民间常把鲜品称为龙眼，干品谓之桂圆。龙眼肉补益心脾、养血安神的功效极佳，清代名医王孟英誉之为"果中神品，老弱宜之。"红枣是一味养心补血、健脾益胃的良药。两味与粳米同煮粥服食，能起到协同作用，功能健脾补血、养心安神，适用于心脾虚损引起的心慌心悸、失眠健忘、头晕眼花、神疲体倦、贫血萎黄。本方简便实用，四时都能应用。

如能坚持长期服食，获益匪浅。

❧ 米油补肾益精

[组成与用法] 新大米适量，加水煮粥，粥将成时，捞取粥面上的胶质液体（如泡状物，因其形如膏油，故名"米油"），必须是大锅粥，米多胶液多，服时淡服或调以少许食盐。

[功效与适应证] 米油最早见载于清代赵学敏《本草纲目拾遗》，"米油乃粥锅内煎起沫醅滑如膏油者是也，其力能实毛窍，最肥人，用大锅能煮五升米以上者，其油良，黑瘦者食之，百日即肥白，以其滋阴之功胜于熟地也。每日能撇出一盅淡服最佳。其味甘性平，滋阴长力肥五脏百窍，利小便通淋。男子精清不孕者，《紫林单方》用煮米粥滚锅中面上米沫浮面者，取起加炼过食盐少许，空腹服下，其精自浓即孕矣。"

清代名医王孟英《归砚录》中也有记载本方，并有按语云："精生于谷，粥油乃米谷之精华，补液生津，固胜他药，但必其人素无痰饮者始有效，否则极易生痰。"

　　据《扬子晚报》刊载的"江苏对 4000 多位百岁老人的调查报告"一文介绍："更值得一提的是，百岁老人除了爱喝粥，还对熬到一定功夫的粥油大感兴趣，认为粥油是米粥的精华，营养丰富，这也符合中医的看法，认为粥油具有补中益气、健脾和胃的作用，滋补元气能力之强，丝毫不亚于参汤。"

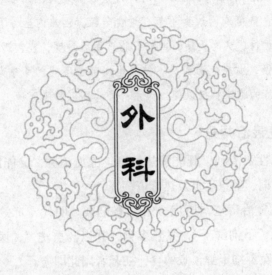

外科

痔 疮

痔疮，是肛门疾病中的常见病，大多缠绵日久，并常常有便血现象，对身体影响极大。痔疮或因饮食不节、过食辛辣、湿热内生、下注大肠；或因久坐久立、负重远行、久忍大便，或妇女临产用力过度，或久泻久痢，或长期便秘，致使血行不畅，血瘀气滞而成。按其生成部位不同，可分为内痔、外痔、混合痔三种。内痔的临床特征以便血为主；外痔则以肿胀疼痛，有异物感为主。

马齿苋善治痔疮

马齿苋性寒滑利，既能清热解毒、凉血消肿，又能滑利大肠，临床常用于热毒血痢、里急后重及热毒疮疡等。

马齿苋善治痔疮，历代方书多有记载。明代《奇效良方》载："治痔疮，马齿苋（不拘鲜干），煮熟多食，并以汤熏洗。"《医林集要》载："治痔疮，马齿苋不拘干鲜，煮熟食，初起者用此即愈。"

据《偏方秘方》介绍，马齿苋与猪大肠合用，治疗痔疮，效果更佳。方用：马齿苋 100g，猪大肠 1 段（约 12cm 长），两物同洗净，将马齿苋切碎装入大肠内，两头用线扎紧，放锅内煮熟，每日晚饭前一次吃完，连服数天。

按语 《浙江中医》（1989 年第 5 期）有应用马齿苋治痔疮等肛门病的介绍。用药方法：马齿苋全草鲜者 100g，干者减半，每天 1 剂，水煎服，除内痔出血及热毒便秘外，余均配合水煎熏洗，每天 2~3 次，每次 20~30 分钟。病情缓解后，改用开水浸泡，代茶频饮。治疗期间禁辛辣煎炒等刺激性食物，并注意适当休息。临床疗效：一般服药 1~4 剂见效，治疗 200 多例，效果满意。200 多例肛门病中包括内痔出血、内痔嵌顿、血栓外痔、炎性外痔、痔瘘术后炎肿、肛窦炎、肛乳头炎等。此法也适用早期肛裂、肛周脓肿及热毒便秘。

❀ 芒硝治痔疮肿痛

[组成与用法] 芒硝 30g，水煎熏洗患处。

[功效与适应证] 方中芒硝，性味咸苦大寒，内服有泻下通便、润燥软坚的功效，外用能清热消肿，民间常用于治疗痔疮肿痛，效果颇佳。清代《冷庐医话》有这样的记载："单方之佳者不必出自方书，往往有乡曲相传，以之治病，应手取效者。吴江沈妪，服役余家，曾传数方，试之皆效，备录之。痔疮，用皮硝熬汤，趁热熏洗，此方治热毒皆效。"

《中国肛肠病杂志》（1997 年第 5 期）亦有芒硝治痔疮的介绍：治疗痔疮，取芒硝适量，凉水拌匀，敷于患处，药干后再洒凉水，保持湿润。或以开水冲化后，用纱布或脱脂棉吸湿敷于患处，共治 48 例：嵌顿痔 30 例、炎性外痔 8 例、血栓性外痔 8 例、痔术后水肿 2 例。结果敷药后第 2 日痛止，3~7 日痔核消退。

《奇效良方》载：皮硝、金银花、五倍子各 9g，煎水熏洗多次，治痔疮奇效。

《名方妙用》载：治痔疮，芒硝 150g，明矾 15g，以开水2000ml 冲化，趁热熏蒸肛门，待水温渐降，再坐浸药液中，至水凉为止，每日 2~3 次。此外，还可用芒硝 30g，马齿苋 60g，水煎熏洗，治痔疮，见效甚快。

❀ 地骨皮治久病痔疮

[组成与用法] 地骨皮 30g，加水 2000ml，煎 20 分钟，去渣取汁，倒入盆中，趁热熏肛门，待温浸洗，每次 30 分钟，冷后再加热洗。

[功效与适应证] 方中地骨皮为枸杞的根皮，性味甘寒，功能清热凉血，治虚劳潮热盗汗、肺热咳喘、吐血、衄血、血淋、消渴、高血压、痈肿、恶疮等。此外，民间还常用地骨皮熏洗痔疮，疗效甚佳。

《北方医话》有徐阳孙"枸杞漫话"一文，其中就有地骨皮治痔疮的介绍：枸杞根茎之皮，色褐味苦性大寒，名曰地骨皮，能清虚热、退骨蒸，是治阴虚内热、骨蒸潮热之要药。我在临床还常用地骨皮煎汤坐浴，外洗治疗外痔肿痛，非常灵验，确有清热、消肿、止痛之功。

按语 宋代《圣济总录》载有地骨皮散治痔疾：枸杞根曝干捣细末，地龙（捣末），每用地骨皮1两（即30g），加入地龙末1钱（即3g），和匀，先以热姜汁洗患处，用药干掺，日可3次用。《永类钤方》也记载：治妇人阴肿或生疮，捣杞根煎水频洗。

此外，本品与朴硝、五倍子同用，治疗痔疮，效果更好。方用：地骨皮3g，五倍子3g，朴硝20g，煎水熏洗，每剂可熏洗3次（即煎好药后，取汁，渣可再煎）。

仙鹤草治痔疮出血

[组成与用法] 仙鹤草15g，猪大肠1段（约15cm），两物洗净，将仙鹤草切碎，装入大肠内，两头用线扎住，放锅中加水炖至大肠熟烂，饮汤吃大肠，每天1次，连服数次。

[功效与适应证] 方中仙鹤草性凉味苦涩，有凉血止血之功，常用于治疗咯血、吐血、衄血、便血、尿血等各种出血和崩漏下血。猪大肠性寒、味甘，具有润肠，去下焦风热，调血痢脏毒、固大肠的功效。适宜痔疮、便血、脱肛等大肠病患者食用。

肛　裂

肛裂是指肛管皮肤全层裂开形成溃疡者，以排便时肛门疼痛，便血常伴有便秘为特征，裂口好发于肛门前后方，两侧极为少见。本病多由燥火、湿热蕴结肛门或血虚肠燥而致。治疗常以泄热通便、清热利湿、养阴生津、补血养阴等法，并配以熏洗、外敷等法治之。

鸡蛋黄油治肛裂

鸡蛋黄，性平，有祛热、温胃、镇静、解毒、消炎等作用。用蛋黄炼出的蛋黄油，内服可治盗汗、肺结核等；外用有润肤生肌的作用，可治乳头破裂、奶癣及下肢溃疡、痔瘘漏管等。

[组成与用法] 蛋黄油的制法：鲜鸡蛋 2~3 个煮熟，去白留黄，放入铁勺内用小火熬成黑胶状，将油滤出，待冷后，贮于瓶中备用。用时先将患处清洗后，涂以鸡蛋黄油，每日 1~2 次。

[功效与适应证] 本方功能生肌止痛，适用于肛裂出血疼痛。

❧ 芒硝苦参汤治肛裂

[组成与用法] 芒硝 50g，苦参 20g，加水 2000ml，煎 20 分钟，去渣取汁，倒入盆中，待温后坐浸 20 分钟，每日 1~2 次，连用数剂。

[功效与适应证] 方中芒硝性味咸苦大寒，功能泄热通便、润燥软坚，外用可治目赤、口疮、咽炎、痔疮肿痛等。苦参性味苦寒，功能清热利湿、祛风杀虫，外用可治痔疮、肿痛等。两味合用，功能凉血消肿，适用于肛裂。

脱　肛

脱肛，是指肛管和直肠的黏膜层以及整个直肠壁脱落坠出，脱出肛外的一种疾病，中医称脱肛或直肠脱垂。本病多见于老人、小孩、久病体虚者和多产妇女。儿童往往因患腹泻、痢疾或营养不良而引起；成人大多与便秘、腹泻以及痔疮等因素有关。脱肛的发病关键在于中气不足，气虚下陷，不能收摄而引发此症。

❧ 蝉蜕治脱肛

[组成与用法] 蝉蜕 15g，研为细末，用香油调和，先将脱下之肛用药棉擦洗干净，然后抹上此药，每天 1 次，2~3 次即愈。

[功效与适应证] 此方出自《中医实用验方》（1959 年版），方中蝉蜕味甘性寒，主治惊痫。此外，因其轻虚散风，且有退缩之意，故医家用其治疗脱肛，效果颇佳，本方简单易得，且性平无毒，故成人及小孩的脱肛患

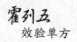

者均可大胆试之。

田螺水治脱肛

[组成与用法] 田螺 1 个，洗净去泥，挑开盖，加入冰片 1~2g，片刻有水渗出，取水涂抹直肠头，即可收缩，涂前先将脱下直肠头洗净。

[功效与适应证] 方中田螺味甘性寒，能清利湿热。冰片性味辛香，性走而不守，亦能生肌止痛。此方为民间验方，亦可用于痔疮肿痛。

芪防汤治脱肛

[组成与用法] 黄芪 12g，防风 3g，水一碗煎成多半碗，渣再煎，每日 1 剂，连服 3 剂。

[功效与适应证] 方中黄芪性味甘微温，功能补中益气、固表利水、托疮生肌，主治脾胃虚弱、食少倦怠、气虚血脱、崩漏带下、久泻脱肛、子宫脱垂、胃下垂、表虚自汗盗汗、气虚浮肿、慢性肾炎等。防风性温味辛，功能发表、祛风、胜湿、止痛，本品若随实表补气诸药，亦能收汗，升举阳气，止肠风下血崩漏。故本方功能益气升提、祛风通络，适用于直肠脱垂。

如用于儿童，用量可减半。

按语　此方出自清代名医王清任《医林改错》，原名黄芪防风汤，治脱肛不论十年八年，皆有奇效。方用：生黄芪四两（120g），防风一钱（3g），水煎服，小儿减半。

疝　气

疝气指腹腔内组织经先天或后天形成的孔道或薄弱区向身体表面突出的病症，可因部位不同而分多种类型。本病主要临床表现为阵发性腹痛、恶心、呕吐、局部隆起或阴囊坠痛，连及小腹。

疝气一般可分可复性疝、难复性疝、嵌顿性疝三种，可复性疝症状较轻，疝囊多在站立，走路时脱出，小如核桃，大如鸭蛋，并有下坠及轻微痛感，但只要平卧或休息，症状即可消失，难复性疝及嵌顿性疝症状较重，常需到医院治疗。

❀ 荔枝核治疝气肿痛

[组成与用法] 荔枝核炒黑，大茴香微炒，各等份，共研细末，每服3g，温酒送服（如不能饮酒可用开水送服，亦可加适量白糖调服），每日3次。

[功效与适应证] 方中荔枝核为散寒去湿之品，是疏肝理气的良药，专去寒散滞，能行血气，故可治因寒而致的胃脘疼痛和肝气不疏而致的疝痛。茴香有大小之分，性味辛温，功能温肾散寒、和胃理气。治寒疝、少腹冷痛、肾虚腰痛、胃痛、呕吐、脚气等。两味合用，功能温阳散寒，治疗疝气疼痛。

 荔枝核治疝痛，历代方书多有记载，清代《单方歌》有歌诀："肾囊疝气有妙方，四两荔核小茴香（一两），盐水炒研（白、红）糖拌，作丸每日三服良（每服五钱）。"（注：该方用量为荔枝核120g，小茴香30g，两味用盐水炒后研末，用白糖或红糖适量拌后做成药丸，每次服15g，开水或酒送服，每日3次。）除上述用法外，亦可单用荔枝核一味水煎服或炒焦后研末内服，每次15g，空腹温酒送服或白糖调开水送服。

❀ 小茴香治小儿疝气

[组成与用法] 小茴香15g研末，猪瘦肉200g剁成泥，两者搅匀制成肉丸，放碟盘上隔水蒸熟，用黄酒送服，每天1剂，可1次或2次服完。

[功效与适应证] 方中小茴香辛温芳香，有疏肝理气、暖肾祛寒、温胃止呕之功，可用治寒疝、睾丸偏坠、胃寒腹痛、呕吐及妇女小腹冷痛等症。本品与猪瘦肉同用，功能顺气消肿，适用小儿疝气。

此外，《本草纲目》有茴香酒治寒疝的介绍：方用：小茴香120g（炒黄），放砂锅中，浸黄酒 500ml，约 2 小时，煮数沸，候凉，装瓶备用，每日 3 次，每次饭前温饮 1~2 杯。功效：散寒止痛，用于寒疝少腹痛、睾丸偏坠牵引腹痛。

按语 《广东中医杂志》（1960 年第 8 期）曾刊有应用小茴香治小儿疝气的报道，并附验案：方用小茴香 15g，鲜猪肉（须用瘦肉）适量，将小茴香研末，合瘦猪肉为肉丸，加水煮熟，酒送服，连服 5 天为 1 个疗程，停药 2 天，再作 1 个疗程。本方适于小便清长，疝气之属寒者。验案：某男 5 岁，患儿于 1 周前发现阴囊肿大，食欲不振，精神倦怠，经常捧腹啼哭，到诊前曾服西药 2 天无效，检查身体正常，左睾丸肿大，小便清白而长，经服上述方剂 1 个疗程后，疼痛消失，阴囊及睾丸肿大已消达半数，第 2 个疗程后，睾丸及阴囊已接近正常，服药至第 3 个疗程，诸证消除而痊愈。

小茴香药价低廉，服用方便，且佐以鲜猪肉，尤适小儿口味，效果甚佳，且无不良反应。

本方用治多例，大多数病例须经 3 个疗程始能治愈。第 1 个疗程中疼痛逐渐消失，第 2 个疗程睾丸渐行恢复，治愈时间最短为 1 个疗程，最长须经 4 个疗程。

山楂治小肠疝气

[组成与用法] 山楂 15~25g，加水一碗半煎存一碗，去渣取汁，加入红糖 15g，再煎片刻，每日 1 剂，分 2 次服完，连服 7 日。

[功效与适应证] 方中山楂酸甘微温，功能消食积、止泻痢、行瘀滞，临床常用治消化不良、血瘀经痛、产后瘀滞腹痛、寒湿腰痛、疝气、睾丸肿痛等。红糖性温味甘，具有益气补血、健脾暖胃、缓中止痛、活血化瘀的作用。两味合用，功能活血化瘀、温中散寒，适用于小肠疝气。

外 科 ◇

❧ 山楂茴香治疝气肿痛

[组成与用法] 山楂、小茴香各等份，共研细末，每服 3g 或 6g，可加盐少许调味，黄酒送服，空腹服，每天 1 次。

[功效与适应证] 此方出自宋代《百一选方》，山楂善于破气行瘀，小茴香功能疏肝理气，两味合用治疗疝气肿痛功效更著。

睾丸鞘膜积液

鞘膜积液是指睾丸或精索的鞘膜囊有液体积聚，多见于婴幼儿。临床表现为单侧性阴囊内肿块逐渐增大，肿块大小不一，小者无不适，肿块较大者，则有阴囊下坠感，过大时甚至影响行动，排尿困难。继发性鞘膜积液发生较快，常有剧痛，但积液不多，混有血液。本病属中医学水疝范畴，积液量少者可自行消失，积液量较多且有疼痛者可用中药治疗。

❧ 薏苡仁治鞘膜积液

[组成与用法] 薏苡仁（炒黄）30g，加水两碗浓煎成多半碗，去渣取汁，加白糖适量再煎片刻，分 2~3 次服，饭前服，每天或隔天 1 剂，连服数剂。

[功效与适应证] 薏苡仁性味甘淡平和，功能健脾胃、益肺肾、利水湿、消肿毒，临床常用治脚气水肿、小便不利、湿热痹证、肺痈、肠痈、脾虚泄泻等病。因其善于清热利湿、消肿止痛，还是治疗鞘膜积液的良药。

此方清代《单方歌》有歌诀：肾囊肿大如斗升，陈壁土炒苡米仁，煮浓如膏连三服，道传此方法最灵。

按语　明代张谊《宦游纪闻》载有这么一段轶闻：辛稼轩（即南宋抗金名将辛弃疾）自北方还朝，官建康，忽得疝疾，重坠大如杯。有道人传以取叶珠（即苡仁），用东方壁土炒黄色，然后

小火煮燥，入砂盆内研成膏，每用无灰酒调下二钱即消，程沙
随病此，稼轩授之大效。

瘰疬

瘰疬，是指颈淋巴结由结核杆菌而引起的慢性感染疾病，俗称"老鼠疮"，相当于西医学所称的淋巴结核。本病多见于儿童和青年，好发于颈部及耳后，多缠绵不愈，反复发作。本病多因气血亏虚，气郁痰凝，结聚于颈部所致。初起时结核如豆，皮色不变，不痛不热，继而逐渐增大窜生，成脓时皮色转暗，溃破后流出黄水，反复发作，久之易成窦道。

🌿 夏枯草治瘰疬

[组成与用法] 夏枯草 50g，加水 1000ml，煎 20 分钟，去渣取汁服用，如煎药不便，可用沸水泡，当茶频服，可加白糖适量调味。此外，亦可用本品配以猪瘦肉煎汤，每服以夏枯草 60g，猪瘦肉 120g（肉倍于草）为准。此种用法亦为治妇科肝气肝火的良方，尤适宜于未婚少女。

[功效与适应证] 方中夏枯草性味苦辛寒，功能清肝明目、清热散结。可治瘰疬、瘿瘤、乳痈、乳癌、目珠疼痛、畏光流泪、头目眩晕、肺结核、痈疖、肿毒等。本品是治疗瘰疬的良药，不可轻视。

按语 《摄生众妙方》载有夏枯草汤：治瘰疬马刀，不问已溃未溃或日久成漏，夏枯草 6 两（180g），水 2 碗（约 2000ml），煎至七分，去渣，食远服（饭后 1 小时），虚甚当煎浓膏服，并涂患处，多服益善。

《实用经验单方》亦载有夏枯草治瘰疬的验案：某男，19岁，病初左颈部生一颗很坚硬的瘰疬，初起如算盘子大，过了 1个多月后如鸡蛋大，经服中西药，不仅无效，病势加重，右边又发出两颗，左边也发了一颗，经手术 2 次，尚未收口，里面时常有脓，至今已有半年，经用夏枯草（干品）每日服 30g，疮

口用夏枯草水搽洗，外用干纱布贴住，每日洗 3 次，共治疗 28 天，伤口痊愈。

海带汤治瘰疬

[组成与用法] 海带泡软洗净，每次用量 60g，水煮饮汤，尽量服用，亦可煮烂后切丝拌红糖当凉菜吃。

[功效与适应证] 海带味咸性寒，具有化痰软坚、清热利水的功效。《医林纂要》称其：“消瘿瘤结核，攻寒热瘕疝，治脚气水肿，通噎膈。”

海带对淋巴结结核、高血压等有良效。本品在食用前，应先用水浸洗，可凉拌生食，也可做菜炖汤熟食，也可做药膳。

 海带治瘰疬，历代方书不乏记载，清代《奇效简便良方》载：“治颈边瘰疬，海带当菜食，自消。”民国名医张锡纯《医学衷中参西录》亦有介绍：“一妇人在缺盆起一瘰疬，大如小桔，其人亦甚强壮，无他病。俾煮海带汤日日饮之，半月之间，用海带 2 斤而愈。”

消瘰丸治瘰疬

[组成与用法] 玄参（蒸）、牡蛎（煅，醋研）、贝母（去心，蒸）各 120g，共为末，炼蜜为丸，每服 9g，温开水送下，日 2 服。

[功效与适应证] 此方出自清代程国彭《医学心悟》，程氏认为：“瘰疬者，肝病也，肝主筋，肝经血燥有火，则筋急而生瘰，瘰多生于耳前后者，肝之部位也。其初起即宜消瘰丸清散之。”方中玄参清热滋阴，牡蛎软坚散结，贝母清热化痰。三味合用，可使阴复热除，痰化结散，使瘰疬自消。

 据《医学心悟》作者程国彭称：“消瘰丸，此方奇效，治愈者不可胜计，予亦刻方普送矣。”清代名医陈修园亦推崇此方平淡神奇。

《中医验方汇选》（1959 年版）亦有此方介绍，但用法用量与原方稍有出入，其方为：川贝母、牡蛎、玄参各四两

（120g），共研细末，炼蜜为丸，每日早、午、晚各服 1 钱（3g）。据解释，原方是每日 2 次，每次 9g，现改为每日 3 次，每次 3g，是因为此方皆平和药味，用者可酌情增减，经试用有效者有 10 多人。

此外此方不仅主治淋巴结核，亦可用于肺结核患者。

流行性腮腺炎

流行性腮腺炎，中医称为"痄腮"，常于冬春两季流行，多见于儿童，是一种由病毒引起的急性传染病。本病起病急骤，患者一侧或两侧耳下腮腺肿大疼痛，不能嚼食，并伴有身热恶寒等全身不适症状，如不及时治疗，常引起睾丸炎等并发症。本病治疗宜根据证之轻重，或外敷，或内治，或内外兼顾，一般采用疏风清热、解毒消肿等法。

❀ 蒲公英治流行性腮腺炎

[组成与用法]鲜蒲公英 50g（干品减半），洗净后，加水一碗半，文火煎沸 15 分钟，加入白糖再煎数沸，去渣取汁，早晚 2 次分服，每日 1 剂，连服 3 剂。

[功效与适应证]蒲公英是清热解毒的良药，《本草正义》称："蒲公英，其性清凉，治一切疔毒、痈疡、红肿热毒诸证，可服可敷，颇有应验。"据现代药理研究，本品有良好的抗感染作用，广泛适用于临床各科多种感染性炎症。

 蒲公英与板蓝根合用，功能清热解毒、消肿，治疗流行性腮腺炎效果更好。方用：蒲公英 50g，板蓝根 30g，加水两碗，煮 15 分钟，去渣取汁，分 2 次服，每天 1 剂，连服 3 剂。

蒲公英治疗流行性腮腺炎，也可外敷。其方用：鲜蒲公英 30g，洗净后捣烂，加入鸡蛋清 1 个，并加白糖 5g，共捣成糊状，外敷于患处，药干则换，连用 3 天。

❧ 马齿苋治流行性腮腺炎

[组成与用法] 鲜马齿苋 30g，青黛 5g，捣烂加醋、水各半小杯，调匀外敷患部，每日敷 1~2 次，连用 3 天。

[功效与适应证] 方中马齿苋味酸性寒，功能清热解毒、凉血消肿，外用可治疗疮疖肿毒、湿疹、带状疱疹等。青黛性味咸寒，清热解毒。两味合用可清热解毒、抑制病毒、加强消肿止痛之功，外敷消炎消肿甚佳，适用于流行性腮腺炎。

外 伤

❧ 黑木耳治外伤

清代名医王清任的名著《医林改错》有"木耳散"的介绍："治溃烂诸疮，效不可言，不可轻视此方。木耳 1 两（焙干研末），白砂糖 1 两，和匀，以温水浸如糊，敷之缚之。"此方据众多医家验证，效果颇佳。

此外，据《中药大辞典》木耳条目的临床报道：用于创面肉芽过剩，取平柔、肥厚而无缺损的木耳，用温开水浸透涨大后，酒精消毒。伤口周围及肉芽用盐水清洗消毒后，将木耳平贴于肉芽上，纱布包扎，3~4 天拆开观察 1 次。治疗 2 例，约于 3 天后痊愈。木耳疏松易收缩，吸水性强，能将肉芽中的水分大量吸收，使肉芽开始干萎；加之木耳干燥后，收缩皱凸，给予肉芽均匀压力，使肉芽过剩部分退平，上皮细胞随着向中心生长，伤口易于愈合。

❧ 生半夏止外伤出血

[组成与用法] 生半夏 3g，冰片 1g，共研细末，敷伤口，用纱布包扎。

[功效与适应证] 此方载自《中医验方》(1959 年版) 方中半夏性味辛温有毒，内服功能燥湿化痰、降逆止呃、消痞散结，生者外用可消痈肿，民间常用于止外伤出血。冰片有开窍醒神、散热止痛之功。两味合用，消

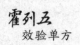
炎止血效果更著，适用于刀伤等外伤出血。

《民间药与验方》（1950年版）介绍有单用生半夏止血的验案："肉贩王某，摊位正设在一家药店的对面。有一次，因切肉误中手指，一手按住伤口，一边急走到药店内大呼：快研生半夏粉，叫不绝口。问他是什么事？因痛不答。学徒听命研粉给他，看他把这药放在伤处，用布包扎起来后谈笑风生，面无痛苦表情地回去工作了。"

跌 打 损 伤

跌打损伤属伤科病证，以筋伤骨折、瘀血肿痛、出血为主要症状，临床治疗以活血化瘀、消肿止痛、疗伤续折为主。活血疗伤是重要的治法，瘀血不去，新血不生，祛瘀消肿，有助于筋骨的愈后，治疗时常内服外治配合应用，疗效更佳。

❀ 外伤未破皮出血方

[组成与用法] 生大黄30g研末，葱白7根，老姜1块，共捣烂，加面粉少许，用白酒适量放锅中煮热，频频搓患处，搓完可将此药外敷患处，用纱布扎紧，如冷后，可煮热再敷。

[功效与适应证] 此方出自清代《经验良方》，方中大黄苦寒，内服泻热解毒、破积行瘀，外用可治烫火灼伤、跌打青肿等；葱白辛温，捣烂外敷，可散瘀血、止痛；生姜味辛，功能祛风散寒，外用可借药性而行血气。三味合用，可去瘀消肿止痛，适用于跌打外伤未破皮出血者，此方医家多用。

❀ 栀子治扭挫伤

栀子味苦性寒，既是清热利湿之佳品，又是解郁化瘀止痛之良药。民间常用生山栀研末，用鸡蛋清调敷，可用于扭伤挫伤、瘀肿疼痛之症，有散瘀消肿的功效。

名医叶橘泉在其"栀子的炮制问题"一文介绍：黄栀子研细末，还可供外用，加入三分之一白芥子研末，群众叫作"吊惊药"，对小儿发热惊搐，用生鸡蛋清调敷手腕部，退热定惊搐，往往一敷见效。另外，黄栀子用酒或醋调敷肌肉及筋腱等软组织的扭挫伤，叫作"吊伤药"，这也是一个行之有效的经验方。

《四川中医》（1988年第2期）有生栀子散治疗扭伤的介绍：组成：生栀子30~50g（研细末），鸡蛋清1个，面粉适量，白酒适量。用法：共调成糊状，贴在扭伤部位，用草纸（或棉布类）覆盖，绷带固定，于扭伤当天敷药后休息，次日取掉，不必辅用其他疗法。疗效：治疗300例，经一次治愈者298例。本法对陈旧性扭伤较弱，必须在1~5天内扭伤者效果方佳。

烧 烫 伤

烧烫伤，又称水火烫伤，多因不小心或意外被沸水、沸油和烈火灼伤所致。治疗本症，应根据轻、重不同程度分别对待。

轻度烧烫伤：轻度的烧伤或烫伤，损害面积小，浅在表皮皮肤潮红，发热疼痛，起水疱，若脱去表皮则露出红肉，一般没有全身症者。烧烫伤轻症，一般不需内治，以外治为主，保护创面，清解火毒，如能及时处理，效果良好。

重度烧烫伤：重度的烧烫伤，损伤面积较大，深及肌肉或筋骨，伤后立即起发水疱，如脱去表皮，则见肉色灰白或暗红，严重的烧伤，则皮肤干焦、流脓流水疼痛厉害，且有头昏发热，口渴烦躁，小便短少，大便秘结等全身症状出现。对于烧烫伤重者，必须内外治并重，同时配合西医学镇痛、补液、抗感染、抗休克及对症处理等措施。

❀ 生姜治烫伤

姜功能发表散寒、止呕、开痰，治感冒风寒、呕吐、痰饮、咳喘、胀满、泄泻、解半夏、天南星及鱼蟹毒。此外，生姜还是治疗烫伤烧伤的良药。

[组成与用法] 取鲜生姜适量，洗净后擦干，捣烂绞汁，用药棉蘸姜汁涂患部或以纱布浸姜汁湿敷患处。

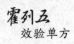

清代《奇效简便良方》载："生姜数斤打碎，连姜带汁敷患处，干则换之，其痛立止，肉白即愈。"《寿世简便集》载："生老姜挤汁搽之，一时甚痛，即愈无痕。"

《新中医》（1980年第2期）也有介绍：方法为将生姜洗净捣烂揉汁，用药棉蘸姜汁敷于患处，能立即止痛，已起疱红肿者，能效验退肿，消去水疱。水疱已经破裂的敷上去，无刺激，有助于修复，由于生姜能灭菌，所以伤口不至于会溃烂感染，灼伤轻的敷药一次就好了，严重一点的，连续注入姜汁，保持一两日内伤口湿润，就可停药。据介绍，应用此法，治疗水火烫伤400多例效果良好。

《浙江中医杂志》（1990年10期）亦有生姜治烫伤的报道："此法治疗19例灼伤患者，用药后均能立即止痛，全部治愈，本药对已起疱红肿者能消炎退肿，消去水疱，水疱已破者敷之亦无刺激，全部治愈。灼伤轻者敷药1次即可，严重者姜汁纱布湿敷24~48小时，创面干洁后自行结痂，脱落痊愈。"

《中药新用途精选》介绍：据现代药理研究，姜汁主要成分为挥发油和姜油酮，能减轻炎症所产生的活性物质对末梢神经的化学刺激，改善皮损区毛细血管的通透性，对多种细菌有较强的抑制作用，而达到止痛消肿，创面迅速愈合的目的。

🌸 南瓜治烫伤

《本草纲目》称南瓜性味甘温，具有补中益气的功能。据有关报道，多食南瓜可有效防治高血压、糖尿病及肝脏病变，提高人体免疫能力。

清代名医王孟英《随息居饮食谱》载："火药伤人，生南瓜捣敷，并治烫伤。"

《四川省中医秘方验方》（1959 年版）有南瓜水治烫伤的方子：取老南瓜 1 个打碎（忌铁器），装入坛内密封，埋于地下，愈久愈好，1 个月后南瓜化为水。用时将南瓜水取出，每日 2 或 3 次，用药棉蘸水涂于患处，数天即愈。本方功能清火热、解火毒，可用于烫伤。如南瓜水一时未备，可用鲜南瓜瓤捣烂为泥，涂敷患处，亦有功效，如烫伤处痛难忍，加冰片少许同捣烂外敷。

南瓜治疗烫伤，简单方便，安全可靠，尤适宜于乡下。《农家科技》（1997 年第 10 期）刊登有重庆合川区邓碧兰"治疗烧烫伤的秘方"一文："我父亲从事外科医疗工作 55 年，他传给我一治烧烫伤秘方。方法：将老南瓜瓤、籽晒干，用瓦烧烫烤干，打成粉，加菜油调和成糊状涂局部烧烫伤处，每日 3~4 次，一般 3 日可治愈，愈后无伤疤，如找不到老南瓜瓤、籽，可将嫩南瓜切成薄片沾上菜油贴于伤处，也有同样的效果。我近 2 年先后治疗烧烫伤患者 18 例，例例效果很好。如某女，熬猪油时油溅在脸上，起疱后疼痛难忍，用本方 3 日治愈。"

❀ 蒲公英治烫伤

［组成与用法］鲜蒲公英连根适量，洗净后捣烂取汁，入白糖少许，用药棉蘸汁涂患处，亦可用纱布浸汁湿敷患处，如伤处疼痛，可加入冰片 3~5g 同用。

［功效与适应证］方中蒲公英是清热解毒的传统药物，《本草正义》称"蒲公英，其性清凉，治一切疔疮、痈疡、红肿热毒诸证，可服，可敷，颇有应验，而治乳痈乳疖，红肿坚块，尤为捷效。"据有关报道，近年来通过进一步研究，证明它有良好的抗感染作用，广泛应用于临床各科多种感染性炎症。本品与白糖、冰片同用，功能清热、凉血、解毒，可用于治疗烫灼伤。

《辽宁中医杂志》（1987 年第 3 期）有应用蒲公英治疗小面积烧伤合并感染的报道："用药方法：取蒲公英干品或新鲜品，用量可依创面大小而定。干品用水浸泡 2 小时后，水煎 15~20

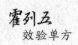

分钟，取出捣烂，用纱布包裹，敷于创面上。新鲜品用清水洗净，剪碎，捣烂加入 75% 酒精 20ml 左右搅拌，敷于创面，每天敷 2 次。临床疗效：此法治疗小面积烧伤合并感染 51 例，治愈 49 例，另 2 例因烧伤三度，炎症消退后加植皮而治愈。"

痈　疖

痈、疖是发生于体表，各有不同病理、变化和形状特征的外科疾患。痈红肿热痛，浅而高大，未脓易消，已脓易溃易敛，因热毒熏蒸，气血瘀滞所致；疖浅表局限，形小而圆，红肿热痛不甚，易溃易敛，反复发作，因湿热蕴结所致。

❁ 生地瘦肉汤治疮疖

[组成与用法] 生地 30g，猪瘦肉 50g，加水三碗，煮至肉烂，喝汤吃肉，分 2~3 次服，每天 1 剂。

[功效与适应证] 此为民间验方，有清热凉血、解毒消肿的功效，适用于多发性疮疖。服药期间忌食辛辣刺激。

按语　《广西中医药》（1990 年第 2 期）亦有生地治疮疖的介绍并附验案：用药方法：生地 30g，新鲜瘦肉 30g，加水适量同煮或蒸，煮（蒸）到猪肉烂后，将药、肉及汤顿服或分几次服完，每天 1 剂。临床疗效：此法治疗反复发作难愈的疮疖 10 多例，获效满意。病案举例：刘某，男，25 岁，全身接连不断地生疮疖已 2 年，经注射青霉素，内服中药未能彻底治愈，后用上方治疗，共服生地 3 斤（1500g），病愈，随访 3 年未见复发。

❁ 绿豆治疮肿

《本草纲目》载："绿豆煮食，可消肿下气，清热解毒，清暑止渴，调和五脏，安精神，补元气，润皮肤，宜常食；绿豆粉，解诸热，解药毒，治疮肿，疗烫伤。"

清代《奇效简便良方》载："小儿耳旁赤肿，热毒也，恐防大痈。绿豆粉不拘多少，醋调敷肿处，干则易之。"

《长江医话》载有汪济"生绿豆能治疔毒疮疖"一文：我偶然从别人闲谈中得知生绿豆能治疔疮。心想：绿豆，善清热而解诸毒，又随地可取；疔疮乃火毒重症，何不试试？恰逢次日，张某来诊，见其腿上起一疖肿，微红而硬痛。我嘱其将生绿豆30g，捣细末而用开水冲服。他按法连服3次，迅即肿消痛减。此后，凡遇疔毒或疮疖初起者，我皆授以此法，多能奏效。但对就诊过晚而红肿已盛或成脓者，疗效欠佳。

疔　疮

疔疮是常见的外科危症，以疮形如粟，坚硬根深，犹如钉丁为特征。疔疮，身体各部都可发生，尤以颜面和手足多见。发于颜面者反应剧烈，发病迅速，毒素易于扩散，每有"走黄"之险；发于手足者，则能损筋伤骨，影响功能活动。

疔疮初起，不能切开及针挑，也不能妄加挤压，不然可能造成疔毒扩散走黄。治疗疔疮应以清热解毒为主，配合外用箍毒、提脓祛腐、生肌收口等法。此外，疔疮病发有全身症状时，宜卧床休息，饮食忌荤腥发物，更忌饮酒及辛辣。

❀ 菊花甘草汤治疔毒

[组成与用法]白菊花120g，甘草12g，加水两碗，煎存一碗，去渣取汁，顿服，渣再煎服，每天1剂，重者2剂即消，一切疔毒皆治。

[功效与适应证]此方《普济良方》与《疡医大全》均有记载。方中菊花味甘苦、性微寒，具有疏散风热、平抑肝阳、清肝明目、清热解毒的功效；甘草味甘性平，功能缓急止痛、清热解毒、调和药性，可用于疮疡肿毒等。两味合用，功能清热泻火，可治各种疔毒。

按语 民国《眼科良方》一书亦有记载，但菊花改为菊花叶，其方用：甘草15g研末，再用鲜菊花叶一大握，冬月无叶用根亦可，和甘草末捣汁，开水一碗冲服，再将渣敷于患处。此药投入三时许即止痛，痛不止者，药力不足，再多服之，以痛止为度，效验如神。

❀ 芭蕉根治疗疮走黄

清代《易简方便医书》载有疗疮走黄方：疗毒误食猪肉走黄，法在不治，急捣芭蕉根汁（一碗）服之，立效屡验。

按语 芭蕉，有润肺、滑肠、解酒毒、丹石热以及降压等作用，其茎、叶可清热、利尿、治水肿等。其根《名医别录》称："大寒，主痈肿，清热。"《新修本草》也称："甘蕉根味甘寒，无毒，捣汁服，主产后胀闷；敷肿，去热解毒有效。"

清代《冷庐医话》也载："芭蕉根治疗走黄甚效，震泽钮某患疗，食猪肉走黄，肿甚，其妻向余室人求方，令取芭蕉根捣汁一碗，灌之即肿消而瘥，次日入市逍遥矣。且不独治疗，凡热毒甚者亦能疗之。妹婿周心泉家之妪，唐姓，夏患热疖，至秋未已，自头至足，连生不断，令饮汁一茶盅，热毒渐消而愈。"

臁　疮

臁疮是发于小腿下部内外侧的慢性溃疡，又称裙边疮、裤口毒、老烂疮等，相当西医所称的下肢慢性溃疡（即下肢静脉曲张、静脉炎、静脉栓塞等引起的下肢慢性溃疡）。

本症多因经久站立或担负重物，致下肢脉络瘀滞不畅，肌肤失养，复加湿热下注或搔抓、碰伤、虫咬、烫伤、湿疮等因素而诱发。临床表现为瘙痒难忍，脓水淋漓不尽，日久不愈，即便收口又每因碰撞而复发。本症采用外治法应根据其病变的不同时期，予以解毒利湿、散瘀消肿、祛腐生肌等法。

🌿 南瓜瓤治臁疮

[组成与用法] 用南瓜瓤适量捣烂敷于患处自愈，或将南瓜瓤晒干后研末撒患处效果最好。

[功效与适应证] 此方为民间验方，方中南瓜味甘平，本草载其补中益气，其瓤可治烫灼伤，此外民间常用之以治臁疮，效果颇佳，可以采用。

🌿 马齿苋膏治臁疮

清代《验方新编》载有马齿苋膏方：马齿苋，一名长命菜，或服或敷，能解百毒。鲜者捣成膏，干者水浸透，熬成膏亦可。治多年顽肿臁疮，疼痛不收口者，以马齿苋捣膏频敷，一日一换，数日后肿消腐尽，内有红肉如珠时，再另上生肌药。

> **按语** 马齿苋的药用功能，《唐本草》称其："主诸肿瘘疣目，捣揩之。"《本草纲目》称其："散血消肿，利肠清热、解毒通淋。"清代《经验良方》亦有介绍："多年恶疮，百方不愈，或痛不止者，可取生马齿苋，捶烂敷之，不过三两次，其病即愈。"

🌿 白砂糖治下肢慢性溃疡

[组成与用法] 将患处清洗干净后，视创面大小，撒以白砂糖，用纱布盖上并固定，每2~3日换药1次，亦可每日1次，一般7~10日见效，重者1个月痊愈。

[功效与适应证] 糖是人们日常生活中离不开的调味品，按颜色可分白砂糖、红糖和黄糖，颜色深浅不同，是因为制糖过程中除杂质的程度不一样，白砂糖是精制糖，黄糖则含有少量矿物质和有机物，红糖是未经精制的粗糖。各种糖都有一定的医疗作用，白砂糖多在清热、消炎和降火气时应用，如咽喉肿痛、口腔发炎、肺热咳嗽等。

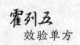

此外，近年来，国内外用白砂糖治疗皮肤溃疡（包活下肢溃疡、压疮、外伤性溃疡、冻烫伤溃疡等）均获得很好的效果。

按语　　国医大师邓铁涛在其《邓铁涛医话集》中有"砂糖"一文，对白砂糖治疗下肢慢性溃疡评价甚高："法国研究人员认为，砂糖之所以能治好溃疡，是因为糖所造成的高渗透压能把创口中细菌的水分吸出，从而使细菌处于脱水状态，糖还可以阻碍细菌接近毗邻的营养物。"在该文中，邓铁涛还介绍了他用白砂糖治慢性溃疡的验案："我于20世纪70年代初期在广东新会县巡回医疗时试用砂糖治愈慢性溃疡一例，患者为生产队长，数月前因高热住院，静脉滴注去甲肾上腺素渗漏以致下肢慢性溃疡。溃疡在右膝内侧之下，面积约2mm见方，形如漏斗已看见大隐静脉，数月未愈，取砂糖满盖溃疡，外用叠瓦式胶布贴紧，3日后溃疡已变小变浅，再敷一次白砂糖遂愈，时间不过10天。"

另《健康报》（1990年3月18日）报道，应用白砂糖疗法明显优于抗生素，用白砂糖治疗50例皮肤溃疡，均获佳效。其治疗机制是白砂糖可在局部组织形成高渗，减轻和消除局部组织水肿，利于生肌愈合，且高浓度白砂糖对细菌有抑制作用，有利于炎症的消除。

丹　毒

丹毒为皮肤网状淋巴管急性感染性疾病。因其色如涂丹，故称为丹毒。本病好发于面颊及四肢，其炎症不侵及皮下组织，极少化脓，病程进展快，可引起全身中毒症状。临床表现为突然起病，发冷发热，头痛，局部皮肤变赤，色如涂丹，灼热肿胀，迅速扩大，边缘稍高起，与周围正常皮肤之间界限清楚，发无定处等。中医认为本病多由素体血分有热，外受火毒搏结，郁于肌肤，或由于皮肤黏膜破伤，毒邪乘袭而成。本病治疗以凉血清热、解毒化瘀为主，在内服的同时应结合外敷、熏洗等外治法。

马齿苋治丹毒

[组成与用法] 马齿苋鲜者适量，捣烂取汁频涂患处，或加水煎汤洗患处。

[功效与适应证] 方中马齿苋，《滇南本草》称其："益气、消暑热、宽中下气、润肠、消积滞、杀虫、疗疮红肿疼痛。"现代药典认为，马齿苋功能清热解毒、散血消肿，可治热痢脓血、热淋、血淋、带下、痈肿恶疮、丹毒等。

按语 应用马齿苋治丹毒，众多方书有记载，清代《验方新编》载："治丹毒热疮面肿唇紧，俱捣浓汁，频涂之。"《中医验方汇选》也载有应用马齿苋治丹毒的验案："某男，4岁，患丹毒，马齿苋煎汤洗患处，每日2~3次，洗5次即愈。"

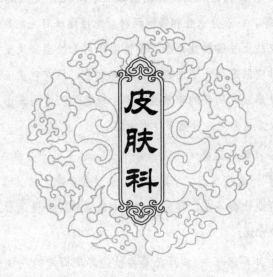

皮肤科

湿　疹

湿疹是一种常见的反复发作的过敏性、炎症性皮肤病，中医称为"浸淫疮""奶癣"等。一般分急性和慢性两种。急性湿疹可见红斑、丘疹、水疱、脓疮等，并在皮肤上呈弥漫性分布；慢性湿疹由急性湿疹反复发作，长期不愈演变而来，患部皮肤肥厚，表面粗糙，呈暗红色，且有色素沉着，呈苔藓样，男女老幼皆可发病，无明显的季节性，冬季较常见。本病多由风湿热客于肌肤而成，急性多以湿热为主，慢性多伴有血虚。

婴儿湿疹：婴儿湿疹（小儿湿疹）是一种多发于2岁以内婴儿期的湿疹，中医称"奶癣"，此症多因怀孕期间，母亲过食辛辣之物，遗热于胎儿，婴儿出生后复感风湿或饮食不节，脾失健运，内蕴湿热，外受风邪而发本病，治宜清火解毒、健脾化湿。

旋耳疮（外耳湿疹）：旋耳疮是指旋绕耳周而发的皮肤病，多发于耳前或耳后缝间，也有波及整个耳郭，以局部潮红、灼热、瘙痒、水疱、糜烂、渗液等为主要症状，西医称为外耳湿疹。

❀ 芒硝治急性湿疹

[组成与用法] 芒硝适量，视患部范围大小，每次用芒硝100~200g，加两碗凉开水溶化后，用纱布浸透后湿敷患处，每日3次，每次30分钟。

[功效与适应证] 方中芒硝，性味咸苦寒，本品内服有泻下通便、润燥软坚的功效；外用能清热消肿，常外敷治乳痈初起，及乳汁不通引起的乳房硬肿热痛。此外，据《名师讲中药》介绍：芒硝具有良好的止痒作用，用治皮肤瘙痒，芒硝在止痒方面主要是外用煎水洗，为外治瘾疹（即西医所称荨麻疹，俗称风疹块）之佳品。根据治疗接触性皮炎（即中医所称漆疮）的作用，其对多种原因所致瘙痒均有疗效，若皮肤瘙痒，皮肤较粗糙，外用方中加用芒硝效果很好。

按语 据《新中医》（1990年第9期）介绍，应用芒硝治疗湿疹，经治10例均痊愈，皮损愈合，治疗时间最长5天，最短1天，一般湿敷1~2次后灼热疼痒感即除。

芒硝还可用治旋耳疮，效果颇佳。取芒硝10~30g，兑入温开水中，溶化后湿敷或浸泡患处，每次20分钟，每日3次，一般1日显效，3~5日痊愈。

《中医函授通讯》（1992年第4期）刊载有应用芒硝治疗旋耳疮的验案：某男，5岁，左耳部糜烂，流黄水，瘙痒1个月余，经用炉甘石洗剂及尿素软膏，仍见左侧耳窝及耳前片状糜烂，流黄色渗出液，周边红肿，瘙痒难忍，抓之出血疼痛，药用芒硝500g，分10次开水冲化，先洗后温热敷，日2次，每次20分钟，用药第3日痒止，7日后结痂，并痊愈。

地肤子汤治婴儿湿疹

[组成与用法] 地肤子15g、蛇床子15g、白矾9g，加水1500ml，煎20分钟，去渣取汁，分2次擦洗患处，每天1剂，连用2~3天。

[功效与适应证] 方中地肤子味苦性寒，功能利尿通淋、清热利湿、止痒，临床常用治湿热小便不利及皮肤瘙痒、湿疹、荨麻疹、疥癣等；蛇床子性温味辛苦，有温肾壮阳、杀虫止痒的功效，常用治肾虚阳痿、女子不孕、女子阴道滴虫病、男子阴囊瘙痒及风疹疥癣、皮肤瘙痒等症；白矾又名明矾，具有解毒疗疮、收湿止痒、止泻止血、祛痰开闭、清热退黄等诸多功效。三味合用，功能利湿、清热、止痒，适宜于婴儿湿疹，经临床验证，本方治疗婴儿湿疹多例，均于用药1~3剂后痊愈。

鸡蛋黄油治旋耳疮

[组成与用法] 取鸡蛋2个煮熟，去蛋白留蛋黄，将蛋黄放入铁勺或铜勺中，研碎，置文火中加热，至蛋黄颜色逐渐变成黑褐色时，开始出油，滤出油倾倒在酒杯内备用（最后蛋黄变成焦黑色时，油已出尽，2个蛋黄可出油4~5ml），用时先清理创面，然后用棉签蘸蛋黄油涂患处，每日2次。

[功效与适应证] 民间流传用鸡蛋黄油治疗各种皮肤病，效果颇佳。据现代药理研究，鸡蛋黄油具有丰富的蛋白质、维生素、微量元素、胶原物质和促进创口生长的多种因子，对皮肤创面有营养和促进生长愈合的作用。而且鸡蛋黄油属油剂，不适合病菌生长繁殖，从而起到消除感染之作用。本方适用于旋耳疮及因静脉曲张导致的皮肤溃疡和各种慢性难愈性溃疡创面以及口唇、乳头、肛门部的皲裂。

按语　《山西中医》（1985年第2期）刊载有应用鸡蛋黄油治旋耳疮的验案：某男，9岁，患旋耳疮6个月余，久治不愈，患处经常流黄水，痛痒难忍，耳根裂一深沟，如法涂鸡蛋黄油6天，痊愈。治疗方法：将鸡蛋煮熟，取鸡蛋黄放入新铁勺内加热炼油，油成后倒在干净器皿内，冷后加冰片少许（每个鸡蛋黄加冰片2g）将油涂于疮面，每天2次，至愈为止。

皮 肤 瘙 痒

皮肤瘙痒症是一种无原发皮疹，仅有皮肤瘙痒而原因不一的常见皮肤病，中医称"痒风""风瘙痒"。本症常反复发作并阵发性加剧，搔抓后可引起抓痕、丘疹、皮肤肥厚以及苔藓样改变和色素沉着。严重者，因皮肤剧痒，病程迁延数月或数年，出现神疲乏力、烦躁不安、失眠等症状。本症多因饮食不节、过食辛辣油腻，或饮酒致湿热壅盛，内不得疏泄，外不得透达，泛于肌肤而成。

茵陈治皮肤风痒

[组成与用法] 茵陈60g，加水2000ml煎20分钟，去渣取汁，待温浸洗患处，每天2~3次。

[功效与适应证] 茵陈性味苦辛凉，有利湿退黄、清热解毒之功，多用于湿热黄疸、口苦胁痛、外感湿热、小便不利等症。因其善于清热利湿，历代方书记载本品亦可用治湿疹、湿疮、疥癣等皮肤病，可单味内服或外

用。唐代《千金方》载："治遍身风痒、生疥疮，茵陈不计多少，煎浓汁洗之。"清代《简便良方》亦载："治皮肤风痒，茵陈煮浓汁洗之。"

《名师讲中药》介绍："笔者体会，茵陈能清热利湿、解毒疗疮，尤其是治疗湿热蕴结之湿疹、湿疮，内服和外用均可，若遍身风痒，以茵陈煎浓汁外洗，具有卓效。"

❀ 夏枯草治皮肤瘙痒

[组成与用法] 夏枯草100g，加水2000ml，煎20分钟，去渣取汁，用以浸洗或纱布浸透后湿敷患处，每日晚上洗1次，连用3~5日。

[功效与适应证] 方中夏枯草性味苦辛寒，功能清肝明目、清热散结。临床常用于淋巴结结核、甲状腺肿、高血压、头痛、耳鸣、目赤肿痛、肺结核、急性乳腺炎、痈疖肿痛等。因其具有清热泻火、解毒、消肿散结之功用，用治冬天较为常见的全身皮肤瘙痒症，颇能切中病机，故而获取佳效。如症状较为严重者，可配合用夏枯草30g，洗净后用开水泡茶服，每日2~3次。

夏枯草是一味常用的清热泻火中药，主要功效是清肝明目、散结消肿，经临床验证，单味夏枯草煎液外洗对小儿湿疹有极好的效果。

❀ 皮肤风痒方

[组成与用法] 苦参30g，生甘草30g，芒硝15g，加水2000ml，煎20分钟，去渣取汁，温洗患处，每日2~3次，连用3日。

[功效与适应证] 此方清代《验方新编》和《简便良方》均有介绍。方中苦参味苦性寒，功能清热燥湿，适用于湿热蕴结而致的病症。外用具有良好的杀虫解毒和止痒作用，可治疗皮肤瘙痒、疥疮、湿疹、顽癣及妇女阴痒等症。甘草味甘性平，有"调和百药"的功效，生用有清热解毒作用。芒硝性寒味咸苦，有清肠通便、泻火解毒之功。数味合用，功能燥湿清热、祛风止痒，适用于皮肤风痒之症。

脓 疱 疮

脓疱疮是一种常见的化脓性皮肤病，多发于夏秋季节，具有接触传染及自身接种的特点，好发于2~6岁的儿童。中医称"黄水疮""滴脓疮""天疱疮"等。临床以丘疹、水疱、脓疱、糜烂、渗液、结痂为皮损特征。愈后不留瘢痕，可反复发作。本病多因暑夏炎热，湿热邪毒袭于肌表，气机失畅，疏泄障碍，熏蒸皮肤而成。治疗以清热解毒利湿为主。

❧ 地骨皮治脓疱疮

[组成与用法] 地骨皮50g，炒黄研成细末，每用适量，香油调糊，外涂患处，每日2次。

 此方亦可将地骨皮煎水外洗。据《中医临床家·胡天雄》介绍："地骨皮性味苦寒，常用有二：退伏热以除蒸，清肺而定喘。此外，尚可祛风热以止痒。"

"又见一人患脓疱疮，痛痒流汁，遍请县城诸老中医治之不愈。一年轻女医师单用地骨皮一味煎水洗之，随洗随愈，因而声名大噪。"

❧ 野菊花治脓疱疮

[组成与用法] 野菊花全草300g，加水600ml，煎汤外洗或捣烂外敷，每日2~3次。

[功效与适应证] 方中野菊花性味苦辛凉，功能清热解毒。主治流行性感冒、高血压、尿道炎、肝炎、痢疾、疔疮、疖痈等。本方除用于脓疱疮外，亦可应用于湿疹、皮炎、皮肤瘙痒等症。

❧ 蜂房白矾治脓疱疮

[组成与用法] 蜂房1个，白矾适量，将白矾打碎后装入蜂房孔内，用

微火烤到白矾变枯为止，共研细末，用香油调糊敷患处。

[功效与适应证]本方出自辽宁《验方集》（1959年版），方中蜂房别名露蜂房，性平味甘，有解毒疗疮、祛风除痹、补肾壮阳的功效，临床常用治疮疡肿毒、风湿痹痛、牙痛等。白矾具有解毒疗疮、收湿止痒、止泻止血、祛痰开闭等诸多功效，临床常用治痈疽疮毒、口舌生疮、皮肤湿疹、疥癣等症。本方治疗脓疱疮浸淫成片，时流黄水者，效果可靠，可在民间广为采用。

紫草油治脓疱疮

[组成与用法]紫草30g，冰片3g，香油100ml。将紫草、冰片放入碗盆中，加香油浸泡12小时，去渣留油，瓶贮备用。用时先将疮面清洗干净，再将紫草油外涂患处，每日3次。

[功效与适应证]方中紫草性寒味甘，有凉血解毒、透疹医疮之功，临床常用于血热毒盛、斑疹不透、疮疖、湿疹、皮炎、阴痒等症。本品配合开窍醒神、散热止痛之功的冰片，功能凉血解毒，适用于脓疱疮等各种皮肤病。

 据《四川中医》（1985年第7期）介绍：王德俊医师临床运用紫草油20余年，治疗黄水疮（即脓疱疮）多例均收到满意效果。并附案例：某男，5岁，患儿头和唇面部患黄水疮已历10余日，经多方治疗无效，疮面并有扩大，嘱其将头发剪去，经用紫草油方7日而愈。

疥　疮

疥疮是疥虫（蚧螨）寄生在人体皮肤所引起的一种接触传染性皮肤病，中医又称虫疥、癞疥疮。本病传染性极强，易在集体生活的人群中流行，可发生于任何年龄。皮疹好发于手指缝、手腕、肘窝、乳房周围、脐周围、大腿内侧，因疥虫有夜间活动的习性，故患者夜间奇痒难忍，影响睡眠。本病治疗上以外治为主，宜选用具有清热解毒、杀虫止痒功效的药物。值得注意的是，本病传染性强，患者的衣服应单独清洁，用药物淋浴后，应换干净衣服。

✿ 苦参花椒治疥疮

[组成与用法] 苦参 30g、花椒 9g，加水 2500ml，煎 20 分钟，去渣取汁，待温淋洗患处，每次 15 分钟，洗后避风，另换穿干净衣服，每天 1 次。

[功效与适应证] 此方出自清代《外科证治全书》，方中苦参性寒味苦，清热燥湿、泻火解毒、杀虫利尿，多用于湿热泻痢、湿热黄疸、湿热小便不利、湿热带下、阴肿阴痒、湿疹湿疮、皮肤瘙痒、疥癣等；花椒一名川椒，味辛性温，有温中散寒、杀虫除湿之功效，可治疗心腹冷痛、齿痛、疝痛、蛔虫病、蛲虫病、阴痒、疮疥等症。两味合用，杀虫止痒功效更著，可用于疥疮。

✿ 洗疥妙方

[组成与用法] 苍术 30g、芒硝 30g，加水 3000ml，煎取浓汁，待温淋洗患处，每次 20 分钟，每天 1 次。

[功效与适应证] 此方出自清代《急救危症简便验方》，方中苍术辛苦温燥，芳香气烈，既能内化湿热，又能外祛风湿，为常用治湿的要药，外用可止痒杀菌，治疗皮肤湿疹疥疮、阴囊湿疮等；芒硝，据历代方书记载，为外治疥疮之佳品。唐代《外台秘要》载有治疥疮经久不愈方：芒硝 60g（细研如粉）、硫黄 0.3g（研极细），和匀，清油调，临卧敷疮上，每夜 3 次。

本方苍术、芒硝合用，功能清热燥湿、杀虫止痒，治疗疥疮。

✿ 茵陈苦参治疥疮

[组成与用法] 茵陈 30g、苦参 30g，加水 4000ml，煎取浓汁，略冷，用于淋洗，每次 20 分钟，每天 1 次。

[功效与适应证] 此方出自清代名医陈士铎《洞天奥旨》，方中茵陈性微寒味苦，内服有清热利湿之功，外用可治湿疹、湿疮、疥癣等皮肤病；苦参性寒味苦，外用具有良好的杀虫解毒和止痒作用，可治疗皮肤瘙痒、

疥疮、湿疹、顽癣及妇女阴痒等症。两味合用，杀虫止痒效果更佳，可用于疥疮。

癣 证

癣证是一种皮肤真菌病，特征为皮肤有环形脱色斑，覆以疱疹及鳞屑等，自觉瘙痒，夏重冬轻。常见有头癣、体癣、股癣、手足癣、甲癣、花斑癣等。中医认为本症多因体有湿热，外感霉菌，交互而生。

❀ 多年顽癣方

[组成与用法] 五倍子研细，以陈米醋熬成膏，将癣刺破，以膏敷上，干则再敷，以不痒为度，去药之时，其患处之皮一同黏起，尽除甚效。

[功效与适应证] 清代《外科证治全书》亦收有此方，称为五倍膏：治年久顽恶癣，五倍子不拘多少为末，以陈米醋熬成膏。先在癣处抓破，以膏敷上，干则加敷，以不痒为度。此外，清代《灵验良方汇编》则将本方用治牛皮癣：五倍子1两（30g）、醋1斤（500ml），慢火煮干，为末，临用醋调敷。

 《神农本草经疏》："五倍子，〈本经〉主齿宣疳䘌、风湿癣疮及小儿面鼻疳疮者，皆从外治，取其苦能杀虫，酸平能敛浮热，性燥能主风湿、疮痒脓水。"《本草求真》则称："五倍子，按书记载，味酸而涩，气寒能敛肺经浮热，为化痰渗湿，降火收涩之剂；又多主于风湿，凡风癣痒瘙，目赤眼痛，用之亦能有效。""用此内以治脏，外能祛风除湿杀虫，药虽一味，而分治内外，用各不同。"

❀ 头癣效验方

[组成与用法] 五倍子30g、蛇床子15g，加水2000ml，煎取浓汁，用时先将头部毛发剃光，然后将药汁涂患处，每日2~3次。

[功效与适应证] 此方为民间验方，方中五倍子临床常用治肺虚久咳、久泻久痢、脱肛、遗精、遗尿、盗汗及消渴等症；外用有解毒消肿、收湿敛疮的作用，适用于疮痈肿毒、湿疮流水、溃疡难收、烧伤烫伤、创面不敛等，可单用外敷或熏洗，也可配合他药合用。蛇床子性温味辛苦，有温肾壮阳、杀虫止痒之功，临床常用治肾虚阳痿、宫冷不孕、湿痹腰痛、外阴湿痒、湿疹、湿疮、疥癣、滴虫性阴道炎等。两味合用，杀菌止痒的效果更佳，适用于头癣。

按语　据《民间实用老偏方》介绍，本方五倍子、蛇床子亦可单独应用，其法如下：①五倍子30g，加水煎取浓汁，加入米醋200ml调匀，涂患处，每日数次，连涂3日可见效。本法涂药时会有痛感。②蛇床子60g，加水煎成汤液，待温时，冲洗头部，每日1次。上述二方均有杀菌消毒的功效，适用于头癣。

趾罅痕痒方

民国医刊《中医新生命》刊载有孔伯毅"验方丛话"，中有趾罅痕痒（即足癣）一方，颇有效验，特录如下：趾罅痕痒，虽属小病，但讨厌极矣。同事李君素有此患，每洗脚必用滚水，泡之滴之、揉之浸之，闭目摇头，酣畅欲睡，大有金圣叹"不亦快哉"之感，余每笑之。未几，余被传染，痒极欲死，凡所以笑李君者，悉为李君反笑之。一日，命仆人急取滚水来，仆人脚步速，至则滚水溢以罐外，中余脚背，肌痛欲裂，李君笑曰，可惜滚水不泼中趾罅也。余闻之，啼笑皆非，于是翻阅家藏验方，内有一方，乃先君经验者，其方如下：密陀僧30g，枯矾、石膏各6g，轻粉3g，上药四味，共研细末，干痒者，以桐油调搽，湿痒者，以药末干擦之。亟命仆人，持方往药店配制，调敷数次而愈，李君试之亦愈。李君曰：多年趾痒一旦消除，若此方者，可谓神矣。余然之，因录于此，为同病者告焉。

按语　此方清代《疡医大全》有载，方中密陀僧功能消肿杀虫、收敛防腐、坠痰镇惊，主治湿疹、疥癣、狐臭、疮疡溃破久不敛口、肿毒等；枯矾即白矾经过火煅者，功能解毒杀虫、燥湿止痒、止血止泻、清热消痰。外用主治疮疡疥癣、湿疹瘙痒；石膏有生熟之分，熟石膏即经过煅制者，外用多为熟石膏，可治疗疮疡溃而不敛、湿疹、水火烫伤等；轻粉外用攻毒杀虫，主治梅毒、疥癣、疮疡溃烂。四味合用，功能利湿解毒、杀虫止痒，治疗足癣、脚丫湿痒。

🌸 马齿苋治足癣

[组成与用法] 鲜马齿苋一把，洗净后捣烂绞汁，加米醋适量（两者用量 2∶1）混匀后涂患处，每日 2~3 次。

[功效与适应证] 此方为民间验方，方中马齿苋功能清热利湿、凉血解毒。主治细菌性痢疾、急性胃肠炎、乳腺炎、痔疮出血、白带；外用治疗疮肿毒、湿疹、带状疱疹等。据有关资料，马齿苋外用不仅解毒消炎，更有治虫之效，而醋能杀虫疗癣，两者合用故可用于癣证。

《中国乡村医生》（1991 年第 4 期）刊载有应用马齿苋治脚癣的验案：某男，32 岁，两足患湿烂型脚癣 10 余年，经用中西医药物治疗，不见好转。笔者接诊时，查两足各趾间、趾背、足底糜烂红肿，渗出严重，右足甚于左足，患者不能穿鞋，腹股沟淋巴结肿大疼痛，经用鲜马齿苋 1000g 煮水后洗足，并用马齿苋轻擦脚趾后晒太阳 10 分钟，用药 1 周后明显见效，浸洗至临床症状全部消失，至今 10 年追访未复发。

🌸 硼砂黄瓜治汗斑

[组成与用法] 硼砂 10~20g，另取鲜黄瓜 1 条，切片蘸硼砂频擦患处。亦可将鲜黄瓜 1 条捣烂取汁，并把硼砂研细后，加入黄瓜汁中，用时先洗净患处，然后将药汁均匀涂于其上，每日 1 次。

[功效与适应证] 方中硼砂味甘咸性凉，内服清肺化痰，外用清热解毒；黄瓜味甘性凉，主要有除热利水解毒之功效。两味合用能杀虫解毒，治汗斑。

《河南中医》（1985年第4期）介绍有应用硼砂黄瓜治汗斑并附验案：某男，20岁，自诉2个月前发现颈部及前胸有散在黄豆大小的皮肤白斑瘙痒，遇热加重，并伴有烦躁易怒，经某医院诊为汗斑，曾用氟轻松及甘露治癣药水治疗效果不佳，后口服脱敏药，症状虽稍有缓解，但白斑未除，经我院用硼砂黄瓜饱和液（鲜黄瓜捣烂，根据汗斑面积取汁适量，将硼砂研细后徐徐投入黄瓜汁内，直至饱和为止）涂于患处，每日1次，当日瘙痒停止，1周后白斑转红，逐渐恢复正常，后随访未复发。

补骨脂治花斑癣

[组成与用法] 补骨脂30g，浸泡于75%酒精250ml中，7日后呈碘酒色后即可使用，每日3~5次，连涂3日。

[功效与适应证] 方中补骨脂性味苦辛大温，功能补肾壮阳、固精缩尿、温脾止泻，主治腰膝冷痛、阳痿、遗精、遗尿、尿频、脾肾阳虚泄泻等；外用酒精浸液涂患处可治疗白癜风。据《名方妙用》介绍，应用此方治疗花斑癣10多例，均愈。

密陀僧硫黄治花斑癣

[组成与用法] 密陀僧3g、硫黄3g，共研细末，加米醋调糊，另以鲜生姜1块切片，蘸药糊擦患处。每天2次。

[功效与适应证] 方中密陀僧性味咸辛平，有毒。功能消肿杀虫、收敛防腐、坠痰镇惊，主治湿疹、疥癣、狐臭、疮疡溃破久不敛口、肿毒等；硫黄性味酸温有毒，内服壮阳，外用杀虫。外用可治疥癣、湿疹、皮肤瘙痒等。两味合用，杀虫止痒治花斑癣功效更著。

按语 此方为治花斑癣的佳品，但亦有医家据此加减化裁。《新编验方秘方大全》所载治花斑癣方，以枯矾代替密陀僧，方用：枯矾、硫黄各15g，研末，用鲜生姜切片沾药末涂擦患处，3~5

次可愈。

《湖北中医杂志》(1989 年第 1 期) 则介绍在此方基础上加轻粉 (外用攻毒杀虫), 组成: 密陀僧 50g、硫黄 40g、轻粉 10g, 共研细末, 瓶贮备用, 先用食醋擦洗患处, 然后取鲜生姜一块切成斜面, 以断面蘸药粉, 用劲在患处擦至局部有灼热感为度, 每天 2 次, 擦药后, 患处颜色改变, 渐转为褐色, 继而脱屑而愈, 不损害皮肤, 也无不良反应, 复发者再按上法, 治疗而愈。据该文介绍, 此方有杀虫、止痒、拔毒之效, 治疗汗斑症 253 例全部治愈, 仅 27 例复发, 初发者经治 2~3 次可愈。

痤　疮

痤疮又称粉刺、暗疮、青春痘, 是好发于青少年面部的一种常见疾病。中医认为引起痤疮的原因有肺经风热、脾胃湿热、肝气郁结、血瘀痰结、热毒蕴结等。西医学则认为本病主要与激素分泌不平衡等有关。

本病好发于颜面、胸背上部等皮脂腺丰富部位, 皮损以毛囊性红疹、黑头粉刺及脓疱疮为主。痤疮在青春期过后大部可自然痊愈, 也有少数持续至成年以后。治疗本病以清热凉血、散郁活血的内治法为主, 配合外治法疗效更快。此外应注意调理脾胃, 饮食宜清淡, 少吃油腻辛辣, 亦能避免痤疮反复发作。

❀ 银花连翘汤治痤疮

[组成与用法] 金银花 10g、连翘 10g, 加水 800ml, 煎沸 10 分钟, 去渣取汁, 当茶频饮, 每天 1 剂, 连服 10~15 天。

[功效与适应证] 此方为民间验方, 方中金银花味甘性寒, 有清热解毒、消痈散肿之功, 可治一切疮疡肿毒, 不分外疡内痈, 也不论已溃未溃。连翘味苦微辛性寒, 张元素称:"连翘之用有三, 泻心经客热, 一也; 去上焦诸热, 二也; 为疮家圣药, 三也。"《名师讲中药》也介绍:"笔者体会, 连翘治疗痈肿疮疡病证, 配伍金银花作用加强, 尤其是治疗痤疮方面, 配

伍白蚤休后作用更好。二药同用在促进痤疮消退，改善面部皮肤晦暗方面作用更好。"

按语　　　痤疮多为肺经风热、脾胃湿热、热毒蕴结而引起，而金银花与连翘二药皆轻清宣散，既能解表热又能泄里热而凉血解毒，故适用于痤疮。

丹参治痤疮

[组成与用法] 丹参200g，研细末，瓶贮备用，每次服用3g，开水进服，每天3次。

[功效与适应证] 方中丹参味苦微寒，功能活血祛瘀、凉血消痈、养血安神。本方治疗痤疮，一般服药2周后开始好转，约2个月痤疮明显减少后可减轻用量，每天1次，每次3g。

雀　斑

雀斑是指皮肤暴露部位出现的褐色针尖至黄豆大小的斑点，多见于女性，常出现于前额、鼻梁和脸颊等处，也可发生于颈部及手背部，除有碍美容以外，并无任何主观感觉或其他影响。

雀斑与阳光刺激有关，夏季表现更为显著。中医认为，本病与遗传有关，多因肾水不足，火邪郁于经络血分，复感风邪凝滞所致。

黑丑蛋清治雀斑

[组成与用法] 黑丑（牵牛子）20g，鸡蛋清一个，将黑丑研成细末，和鸡蛋清调匀备用，在临睡前涂在患处，次日早晨起床后洗去。每日1次，连用一段时间。

[功效与适应证] 此方出自《摘玄方》，方中黑丑又名牵牛子，为牵牛花的种子，是一味作用较强的泻水消肿药，自古民间就流传用黑丑蛋清敷面美容的习惯，可以使皮肤光滑，雀斑变淡，而且没有腐蚀的不良反应，

而且黑丑含有油脂，能祛除雀斑，还可美容护肤。

杏仁蛋清美容祛斑

[组成与用法] 杏仁适量，去皮捣成泥状，拌少量蛋清调成糊状，每晚睡前涂患处，次日早晨洗净，一般1周见效。

[功效与适应证] 此方唐代《海上方》有介绍：杏子核仁去皮研细，以鸡蛋清调匀，每晚睡前涂面，次晨洗去。《偏方大全》也有此方介绍：将杏仁蛋清敷面后，次晨用白酒洗去。杏仁含杏仁苷、脂肪油、杏仁油及葡萄糖等；蛋清含各种维生素、烟酸，都有促进皮脂腺分泌，滋润皮肤之作用，故适用于雀斑、粉刺、黑褐斑、老人斑及妊娠蝴蝶斑及面暗无光泽等症。

疣　　证

疣证是皮肤黏膜由病毒感染引起的良性赘生物，根据疣的临床表现和部位的不同，可分为寻常疣、扁平疣等。

寻常疣：中医称为千日疮、疣目、瘊子、鼠乳等。本病多因气血失和，腠理不密，复感外邪，凝聚肌肤所致。本病多见于儿童和青少年，好发于手背、手指、足背、足趾、面、头皮等处，为刺状突起的肿物，坚硬、表皮粗糙、大小不等，有如绿豆，或如豌豆大小。

扁平疣：是一种常见的病毒性皮肤病，多见于青年人，故又称青年扁平疣。本病特征为皮肤上有微微隆起的米粒大或芝麻大的扁平丘疹，常散开或集群分布，呈淡褐色或淡黄色，好发于颜面和手背，也可发生于腕部、前臂、膝部等处，多数对称，病程缓慢，可以自愈，亦可复发。

本病以局部治疗为主，一般不需全身治疗。

无花果治赘疣

[组成与用法] 取未成熟的无花果，捣烂敷于患处，每日换药2次，连用一段时间，赘疣脱落后即可停用。

此方亦可用于鸡眼。

[功效与适应证]方中无花果性寒味甘,有补脾益胃、润肺利咽、润肠通便、抗炎消肿的功效。外用为止痛消肿药,《滇南本草》称其:"治一切无名肿痛、痈疽发背。"

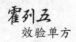

按语 某《中国民间疗法》(1998年第5期)有无花果治扁平疣的介绍;刘某应用无花果鲜叶折断或将其嫩枝折断,把所渗出的汁直接涂抹在患处,每天3~5次,治疗扁平疣5例,均在3~5天即愈。另有人用无花果治疗青年扁平疣患者5例,经用药1个疗程,扁平疣可逐渐脱落,病程长者可连续使用至痊愈。治疗方法:掐下无花果的叶茎,将流出的汁涂在疣表面,每天2次,5~6天为1个疗程。

南瓜汁治瘊子

[组成与用法]取嫩南瓜1个,用针刺几个小孔,少顷,有液体从针孔流出,收集入玻璃瓶中备用,用时将棉签蘸南瓜汁涂患处,每日3~4次。此外亦可取南瓜1个,用小刀在南瓜不同部位割小口,从刀口处流出浆汁,取此浆汁涂抹在瘊子上,每日数次。

[功效与适应证]南瓜有补中益气作用,南瓜瓤可清热利湿、解毒拔弹,捣烂外敷可治烫伤、弹片、异物入肉未出和下肢溃疡。此外,民间还用南瓜汁液或南瓜瓤治疗赘疣、瘊子,1周左右即可见效。

按语 《浙江中医杂志》(1989年第9期)刊载有应用南瓜汁治瘊子的验案:某女,15岁,面部生小肉疣40多个,暗褐色,大如米粒,小如粟粒,用上方连涂4天,肉疣即全部脱落,并未留瘢痕。

《民间验方》亦有介绍:此为民间实用验方,儿子脸上长了几个赘疣,一老人传授此方,试用后效果还真好,只涂了不足一周,就全部掉了,以后便没长了。

脂溢性皮炎

本病是一种发生在皮脂溢出部位的慢性炎症，好发于青壮年的头面部，多因湿热上蒸或阴虚血亏风燥肌肤失养所致。

本病可分干性和湿性两类。干性：皮肤干燥呈糠秕状鳞屑，头发干燥、瘙痒，并伴有脱发。湿性：皮疹大小不等，有油腻性鳞屑的黄红色斑片渗液，瘙痒。严重时头皮覆以油腻性污秽，痂皮有臭味。

脂溢性皮炎病程缓慢，可先局限于头面部，后逐渐扩展至邻近皮肤及其他部位。

猪胆汁治脂溢性皮炎

[组成与用法] 猪胆1个，将胆汁倒入盆中，加适量温水搅匀，洗患处，清除油脂状鳞屑后，再用清水冲洗干净，每天1次。

[功效与适应证] 此为民间验方，方中猪胆汁性寒味苦，有清热通便、清胆泻肝、止咳平喘、解毒疗疮之功，外用可治疗脂溢性脱发及脂溢性皮炎。在用药期间，忌食辛辣及油腻食品。

大黄冰片醋治脂溢性皮炎

[组成与用法] 生大黄50g，冰片10g，共研细末，装入瓶中，加米醋125ml，密封浸泡1周，待米醋变成深棕色后可以使用，用时先将酒精消毒患处，再取适量大黄冰片醋涂抹患处，每日3~4次。

[功效与适应证] 方中大黄性味苦寒，功能攻积滞、清湿热、泻火凉血、祛瘀解毒，外用可治跌打损伤、热毒痈疮、丹毒、烫伤。冰片有开窍醒神、散热止痛之功。二味经醋浸泡，有清热止痒作用，适用于脂溢性皮炎。

苦参白鲜皮汤治脂溢性皮炎

[组成与用法] 苦参50g，野菊花10g，白鲜皮5g，加水2000ml，煎沸

15分钟，去渣取汁，待温淋洗患处，每天2次。

[功效与适应证] 苦参味苦性寒，功能清热燥湿、祛风杀虫，主治湿热泻痢、肠风便血、黄疸、带下、阴痒、皮肤瘙痒、湿毒疮疹。野菊花味苦性凉，功能清热解毒、疏风平肝，主治疔疮痈疽、丹毒、湿疹、皮炎。白鲜皮味苦咸性寒，功能清热燥湿、祛风止痒、解毒，主治风热湿毒所致的风疹、湿疹、疥癣等。三味合用，有清热解毒、祛风止痒之功，适用于脂溢性皮炎。

脱　发

脱发临床特点：头发稀疏渐落，枯燥无光泽，细软发黄，脱发区多在额顶、发前缘及额部两侧，本病可骤然发生，也可局限斑状脱落或者全发脱落。

脱发可分生理性和病理性两种，生理性脱发与肝肾有关，肾主发之生长，肝藏血以养发，随着年龄的增长，中年以后，肝肾逐渐衰弱，头发自然脱落。病理性脱发，常因七情、风邪、湿邪、瘀血、血虚、阴精不足引起头发脱落。

❦ 生发丸

生发丸出自名医颜德馨《活血化瘀疗法临床实践》。

[组成与用法] 侧柏叶120g，当归60g。上药焙干，研为细末，水泛为丸，如梧桐子大，每天早晨以淡盐汤送下9g，连续服用20天为1个疗程。

[功效与适应证] 一般服药1个疗程之后，即见脱发减轻，且有新发生长；有的人10天即可见效，对于疗效较差者，至多连服三四个疗程。于一般脱发，尤其对清晨梳洗时脱发较多的患者，疗效较为显著，但对于瘀血指证的患者以及秃顶患者效果并不明显。

斑　秃

斑秃，又称"鬼剃头""油风""秃发"，多因精血不足，毛发失润，或风邪侵袭，风盛血燥，毛发失养所致。临床特点：头发呈斑片状脱落，脱发呈圆形、椭圆形或不规则形，脱发处无炎症，无任何自觉症状，有些患者病情发展，可至全秃。

❁一味茯苓饮治秃发

《名中医治病绝招》有名医岳美中应用一味茯苓饮治秃发的经验介绍：秃发的形成，多因水上泛颠顶，侵蚀发根，使发根腐而枯落，茯苓能上行渗水湿，并导饮下降，湿去则发生，虽不是直接生发，但亦合乎"先期所困，优其所生"的治疗法则。清代名医张璐说："茯苓得松之余气而成，甘淡而平，能守五脏真气，其性先升后降。"《内经》言："饮入于胃，游溢精气，上输于脾，脾气散精，上归于肺，通调水道，下输膀胱。"则可知淡渗之味性，必先上升而后降。膀胱气化，则小便利。

病例：徐某，男性，21岁，于1974年7月6日初诊，患者系秃发症，头顶上如胡桃大圆圈，连接成片，渐成光秃，见者多说此症难愈，患者心情忧郁得很。切其脉濡，舌稍白，无其他痛苦。岳氏处一味茯苓饮：茯苓500~1000g，为细末，每服6g，白开水冲服，每日2次，坚持服一段时期，以发根生出为度。服药2个月余，来复诊，发已丛生，基本痊愈。另治一十余岁少儿，亦患发秃，脱去三五片，即曾投以一味茯苓饮，3个月后头发丛生。

 《中华皮肤科杂志》（1982年第2期）亦有茯苓散治斑秃的介绍：配方：茯苓500g。制法：将茯苓烘干，研为细末，瓶装备用。用法：每次服6g，1日2次，或者于睡前服10g，用白开水冲服。功效：健脾利湿，治疗8例，均收到满意的效果。

注：外用酊剂：补骨脂25g，旱莲草25g，加入75%酒精200ml中浸泡1周后外用，1日可涂患处数次。

头 屑 过 多

在正常情况下，自然代谢的头皮屑并不容易察觉。但是如果头皮新陈代谢过快或细胞成熟不完全时，就会使角质堆积。此时，以头皮死细胞维生的糠秕孢子菌大量繁殖，造成角质脱落，雪花般的头皮屑也就产生了。头皮屑还与油脂过多有关，头发不干净，油脂过多，是头皮屑产生的一种主要原因。

此外，有湿疹、牛皮癣等皮肤病者，头发上也比较容易产生头皮屑，而且这种头皮屑与一般细小的头皮屑不同，它是一大块一大块的。另外，精神处于紧张状态，受情感困扰或用脑过度，睡眠不足，都会使人身心处于压力之中，而压力也是头皮屑产生的重要原因。

❀茶油枯治头屑过多

[组成与用法] 取榨油后得到的茶油枯 500g 打粉后备用，每次用 100g，放脸盆内，用热水浸泡 5~8 分钟，去渣取汁，用以洗头，洗后再用清水冲洗干净，每 2~3 天洗 1 次，有去头屑、止痒作用。

[功效与适应证] 茶油枯是油茶果实榨油后的残渣，又称茶籽饼。民间自古就用茶油枯洗头，长期使用有止屑止痒、去油、杀菌、修复受损发质的功效，还有明显乌发生发的作用。

❀菊花叶治头屑过多

[组成与用法] 鲜菊花叶 30g，加水适量，煎至汤汁呈现绿色为度，去渣取汁，用以洗头，每周 2~3 次。

[功效与适应证] 此为民间验方，有抗菌、抗炎作用，适用于脂肪性头屑过多。

毛 囊 炎

毛囊炎俗称疖子，又称疖肿或疮疖，是一种发于皮肤浅表的急性化脓性炎症。初起为粟粒大毛囊性炎性丘疹，逐渐形成脓疱，大多成批出现，互不融合，脓疱破裂或拔去毛发后，可排出少量脓血。本病容易反复，时现时敛，缠绵难愈。中医根据发病部位不同而名称各异，发于头部者称"发际疮"，胡须部位称"须疮"，臀部者称"坐板疮"。本病多因湿热郁久，外受风火所致，可分急性和慢性两类。治法以清热解毒为主，反复发作者可补气托毒。

芭蕉根治毛囊炎

［组成与用法］鲜芭蕉根适量，洗净后捣烂如泥，外敷患处，每日换药2~3次，连用3天。

［功效与适应证］芭蕉有润肺、滑肠、解酒毒、丹石热及降压等作用，茎叶可清热利尿，其根《名医别录》称"甘蕉根大寒，去痈肿、清热。"

 本品民间常用于治疗痈肿疖肿，效果显著。如症状较重，在外敷的同时，可绞汁内服。清代《冷庐医话》载："芭蕉根不独治疗，凡热毒甚者，亦能疗之，妹婿周心泉家之妪，唐姓，夏患热疖，至秋未已，自头至足，连生不断，令饮汁一茶盅，热毒渐消而愈。"

五倍子治毛囊炎

［组成与用法］五倍子适量用砂锅炒至黑色，研细末，瓶贮备用，用时取适量药末加入食醋调成糊状，先将局部剪去毛发，清洗干净，然后将药糊敷于患处，外用纱布固定，每日换药1次。

［功效与适应证］方中五倍子味酸咸性寒，有敛肺降火、敛泻止血、涩精缩尿、敛汗生津等功效。临床常用治肺虚久咳、久泻久痢、脱肛、遗精、遗尿、盗汗及消渴等症。

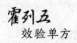

此外，五倍子还可用于皮肤外科、五官科，具有解毒、消炎、疗伤损的作用，适用于治疗痈疽疔疖，不论未溃已溃皆效。

　　《江西中医药》（1990年第5期）介绍，应用本方治疗多发性毛囊炎83例，结果全部治愈，疗程5~10日。

　　此外，五倍子如配合冰片，疗效更佳，方用：五倍子100g，冰片10g，同研细末，瓶贮备用，用时取药末适量，食醋调糊外敷患处，每日换药1次，直至痊愈，此法亦可用于无名肿毒。

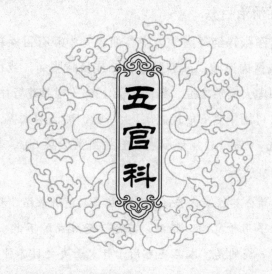

五官科

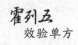

眼　　痛

蒲公英汤治目疾

民国名医张锡纯《医学衷中参西录》中载有目疾单方蒲公英汤，治眼疾肿痛或胬肉遮睛，或赤脉络目，或目睛胀痛，或目痛连脑，或视明多泪，一切虚火实热之症。鲜蒲公英120g（根茎花皆用，花开残者去之，如无鲜者，可用干者60g代之），上一味，煎汤两大盏，温服一盏，余一盏趁热熏洗。（按：目痛连脑者，宜用鲜蒲公英60g，加怀牛膝30g煎汤饮之。）

按语　蒲公英性寒味苦，有清热解毒、消肿散结、利湿通淋之功，临床多用于乳痈、肠痈、疔疮、疮肿痛肿不散、虫蛇咬伤等。值得一提的是，本品还可用于肝火上炎之目赤肿痛，颇受医家称许。

名医叶橘泉《单方汇报》亦介绍有本方：蒲公英鲜者120g或干者60g。用法：以上一味煎汁熏洗患处，日数次，并以此物代茶，日服数杯。应用范围：凡目疾初起，无论风火诸疾，皆可用此，屡经试验，因病之轻重，有用一二日愈者，有数日愈者，症重者，耐心洗服，莫不收功。

视　力　减　退

一些全身疾病及眼睛本身的疾病，都可程度不同地引起视力减退，视力减退主要表现为视物不如正常时清楚，并可伴有一些其他症状，中医多认为是肝肾不足引起，治疗应以补益肝肾为主。

❀ 杞菊汤治视力不足

[组成与用法] 枸杞子 15g、白菊花 10g，水煎服，或开水冲泡代茶饮。

[功效与适应证] 方中枸杞子性平味甘，有滋补肝肾、养肝明目之功，临床常用治肾虚精亏、腰脊酸痛或肝肾不足、头晕目昏、迎风流泪之症。菊花性味辛甘苦微寒，有疏风散热、平肝明目之功，临床常用治外感风热及肝阳上亢证，如头痛头昏、目赤肿痛等。两味合用，枸杞子能补肝肾过度导致的疲劳，菊花能疏散风热明目。用以泡茶饮用，能养肝明目疏风清热可治视力不足、夜盲症，久服还能防止年老眼花。

睑 腺 炎

睑腺炎俗称针眼，多属葡萄球菌感染引起的急性睑缘化脓性炎症。睑腺炎症状表现为眼睑边缘或睑内面生有形似麦粒的小疖肿，红肿疼痛，易于溃脓。本病可发生于任何年龄、季节，单眼或双眼皆可发病，尤以青少年为多见。

中医认为本病是由于风邪外袭，客于胞睑而化热，变生疮疖；或由于过食辛辣，肺胃积热而致胞睑局部生脓。本病对未成脓者，应退赤消肿，促其消散；已成脓者，当令其溃脓，使其早愈。

❀ 决明子治睑腺炎

[组成与用法] 决明子 30g，加水两碗，煎存一碗，分 1 次或数次服，每天 1 剂，连服 4~5 剂，小儿用量减半。

[功效与适应证] 方中决明子是眼科常用药物，味甘苦咸，善清肝热而明目，且能润肠通便，上清下泄，故睑腺炎其症自愈。另据《临证本草》载："决明子一名草决明，草本植物青葙的成熟种子亦有草决明之名，两者虽均能清肝明目，但并非一物，效用亦非完全相同，应注意鉴别。"

按语 据《四川中医》（1992 年第 7 期）介绍，应用此法治疗睑腺炎 13 例，全部治愈。

蒲公英治睑腺炎

[组成与用法] 鲜蒲公英 50g，加水 1000ml，煎存 500ml，去渣取汁内服，渣再加适量水煎后，用以熏洗患眼，每日 2 次。

[功效与适应证] 此方为民间验方，蒲公英性寒味苦，有清热解毒、清肝明目之功，临床常用治急性热病、乳痈、肠痈、疔毒、肝火上炎、目赤肿痛等症。

按语 蒲公英配合菊花治疗睑腺炎，收效更快。据《名方妙用》介绍：蒲公英 100g，菊花 25g，水煎，头煎内服，再煎熏洗患眼，1 日数次，治疗 132 例，均在 2~3 日痊愈。

黄连治睑腺炎

[组成与用法] 将黄连适量，放入瓶内，加入人乳适量，以浸过药面为度，2 小时后即可使用，用棉签蘸药液涂患眼红肿处，每日 5~6 次，两天睑腺炎即可消散。方中人乳如寻找不便，可用凉开水研磨黄连取汁，外涂患处。

[功效与适应证] 方中黄连性寒味苦，有清热泻火解毒的功效，用途广泛，可用于胃肠湿热泻泄、大肠湿热痢疾、湿热痞满、心经热盛诸症、热毒痈疽疔疖等。黄连还是治目良药，与人乳合用，功能清热解毒、排脓消肿，治疗睑腺炎。

按语 《新中医》（1978 年第 2 期）有应用黄连乳汁治睑腺炎的介绍：黄连 3g，乳汁适量，把黄连放入瓶内，然后将乳汁挤入，以浸没药物为度，浸泡 1 日，滤出其汁，点涂患处，1 日 3~4 次。

据该文介绍，用本方治疗睑腺炎 30 例，获得满意疗效，多数在 2~3 天内治愈。

咽炎、扁桃体炎

咽炎是细菌引起的发生于咽喉部位黏膜的一种炎症，分为急性咽炎和慢性咽炎两种。急性咽炎发作初期，咽喉发热、刺痒和干燥不舒服，病重者咽喉肿痛、胸膈不利、吞食困难、伴有畏寒、发热、全身不适的症状，声音嘶哑，严重时失声。慢性咽炎主要是由于急性咽喉炎反复发作，转为慢性。主要表现为咽部不适、干、痒、胀，分泌物多而灼痛，易恶心，有异物感，咯之不出，吞之不下。咽炎中医称为喉痹，临床根据病因病机而分为风热喉痹、风寒喉痹、虚火喉痹三种。

扁桃体炎，中医称之为乳蛾、喉蛾，是临床常见多发病，无论男女均可发生。有急、慢性之分，症见咽喉红肿疼痛，扁桃体一侧或两侧肿胀如蛾，咽喉梗阻吞咽不适，甚至化脓（扁桃体周围脓肿）。急性多伴有发热、头痛、咳嗽。慢性多由急性失治或治不得法，转化而成，多反复发作，缠绵不愈。急性多为风火热毒之症，慢性者多属阴亏燥热之候。

❀ 喉证秘方

海南某地一老农，有一祖传治疗喉证秘方，据云能治七十二种喉证，历来视如珍宝，凡求治者仅得预先制好的成药一包，用之神效，然其方则秘而不宣。后来老农的独生子身染重症，遍医不愈，闻霍老先生之名远道来求，经霍老勉力治愈。当时老农到药房配药时，所带钱不够，为不耽误病者的病情，霍老先生还帮他们付了药费。为了答谢霍老先生，老农特地将家传喉证秘方告诉霍老。其法：用青竹筒1节，年久蓑衣叶7片（剪碎），灯心草1团，共塞入竹筒内捣紧，然后将青竹筒放入火中焚烧，至竹筒整个变红后取出，置于地上，破开竹筒，取出其中的灯心和蓑衣叶（此时均已化为炭），研为细末，加梅片0.3g，如年久患者另加珍珠末0.3g，混合后吹入喉内。

1954年霍老作为人大代表到广州参加广东省人民代表大会（当时海

南属于广东省），海南代表团中有一乐会（今琼海市）县长李某，患喉疾10多年，吞咽困难疼痛，经检查喉部并无红肿，治疗多年亦无效。经当时一同前去开会的琼剧名演员郑长和介绍，找霍老先生诊治，霍老偶忆老农介绍的喉证秘方，恰好海南代表驻地内有一花圃，圃中翠竹甚多，而养花之老花工适有一件多年蓑衣，诸物俱全。霍老遂依法炮制，试吹之果见神效，仅用数次而多年顽症顿失。

 20世纪80年代余整理家藏医书时，从方书上（惜书名已忘）得一治咽喉肿痛之百效散，药方组成与老农所传之方颇相似（加一味白矾），是否其先人所用者原是此方，后经治验遂秘为家宝（据考证，世传的很多家传秘方也是这样来的），现兹将百效散一方并录于此：梅片0.3g、蓑衣炭7片、灯心炭1g、白矾末0.3g，共研细末，吹入喉内即愈。（烧蓑衣炭、灯心炭法：将二物装入青竹筒内，将竹筒火上缓烤，竹筒变红即取出，不可令成灰。）

喉证统治法

明代《奇效良方》载有用刮痧法治疗喉证，简易可行：后颈窝处搽油少许，用铜钱1文刮之，如刮痧样，要顺刮，切忌倒刮，其痛稍缓，以便趁势进药，轻者不药亦可。

此法，清代《单方歌》亦有刊载，并有歌诀：诸般喉痛急救法，手向后颈如扯痧。扯出或紫或红色，其病即减不须嗟。

按语 刮痧或扯痧，都是民间常用的理疗法，简便安全，通过刮、扯等手法，皮肤出现片状或点片状瘀血（即痧痕），以达到疏通经络，调节脏腑，扶正祛邪，排泄毒素，退热解惊，开窍醒神，驱除疾病的目的。

需要注意的是，不论刮痧或扯痧，都要从上往下，不能从下往上，刮痧和扯痧时，可在局部皮肤上涂抹香油、清水，如用清凉油、祛风油效果更好，刮痧的工具可用边缘光滑的硬币、牛角制成的刮板，用古铜钱更好。刮、扯的部位，除后颈窝外，可在左右肩上各刮一道。

由于刮痧、扯痧疗法是在皮肤上进行刮、扯，通过经络传导，神经反射作用调节人体阴阳平衡，从而达到治疗目的，并不会产生毒副作用。即使初学者，亦可放心使用。

阳桃治咽喉疼痛

据本草记载，阳桃具有生津止渴、下气和中、去风热、利小便等功效。因此一般人都可食用，特别适合患有心血管疾病或肥胖的人食用；患有风热咳嗽、咳吐黄痰者也可多食用。此外，治咽喉肿痛，可取鲜阳桃洗净生吃（如蘸少许食盐拌食更好），每日 2~3 次，每次 1~2 个。

蒲公英治急性扁桃体炎

[组成与用法] 鲜蒲公英 60g（干者量减半），加水 1000ml，煎存 500ml，1 次或分 2 次服用，每天 1 剂，连服 3~5 剂。

[功效与适应证] 蒲公英性味苦甘寒，功能清热解毒、利尿散结，主治急性乳腺炎、淋巴腺炎、急性结膜炎、急性扁桃体炎、胃炎、肝炎、胆囊炎、尿路感染、疔毒疮肿等。本品用作煎剂，可清血解毒散结，适用于急性扁桃体炎。

【按语】蒲公英是清热解毒的传统药物，近年来的研究，证明它有良好的抗感染作用，现已有注射剂、片剂、糖浆等不同剂型广泛应用于临床各科各种感染性炎症，大大方便了患者。

吴茱萸外敷治咽喉痛

[组成与用法] 将吴茱萸适量研细末（应现研现用，若放置过久，吴茱萸香气散失，则效果不佳），用适量食醋调成糊状，贴两足心，外以保鲜膜覆盖并以胶布固定，可临睡敷，次早揭去。

[功效与适应证] 此方出自明代《濒湖集简方》："治口疮口痈，茱萸末，醋调涂足心，亦治咽喉作痛。"方中吴茱萸性味辛苦热，功能散寒止

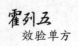

痛、疏肝下气、燥湿。主治脘腹冷痛、呕吐吞酸、疝气、头痛、虚寒泄泻、脚气、口疮溃疡、齿痛、湿疹、黄水疮等。

 按语　吴茱萸研末醋调敷足心，可治疗口舌生疮。此说法首见于李时珍《本草纲目》："咽喉口舌生疮者，以茱萸末醋调贴两足心，一夜自愈。其性虽热而能引热下行，盖亦从治之义。"此法历代医家颇为推许，用于口舌齿龈溃疡，确有独特效果。此外，本方亦可用于咽喉疼痛。

《中医验方汇编》便介绍有吴茱萸治喉证的验案：某女，15岁，得喉证，延医多人，越治越重，渐至滴水不入，痰声辘辘，人皆云死，脉搏紊乱无序，喘无定息，急用手法，针少商穴出血，继用吴茱萸生、炒各12g，共为细末，用好醋煎滚，与药末合匀，做成两个药饼，贴患者两脚心（涌泉穴），着手奏效，次日能食，病虽愈，但精神困怠，又用养阴清火之剂，1剂而安。

《中医杂志》（1995年第4期）亦刊登有应用本法治咽痛的验案：患儿男，3岁多，发热3天，咽痛拒食。查诊，体温38度多，舌质红，苔薄黄，咽充血明显，并见数个溃疡面。因服药困难未治疗，用吴茱萸粉2g，用醋调成糊状，敷双侧涌泉穴，外用胶布固定，贴12小时，次日清晨热退，喜饮食。查体，咽部仍充血，但溃疡面明显缩小，连贴5日痊愈。

失　音

失音，又称"音哑"，即声音嘶哑不能出声，有暴发失音和长期失音二种。其致病原因则有外感、内伤之别。外感者属实，为风邪化热，上灼肺金而引起，症见身热咳嗽，口燥而渴，咽痛声哑，治法宜清火利咽；内伤者属虚，为阴虚劳咳，体质羸弱，虚火劫津而起，症见久咳声哑，治法宜滋阴降火、补肺宁咳。

此外，用声过度，如高声叫喊，强力骂詈，损其会厌，伤于肺气，亦可引起此病。

单根木治失音

海南本地习俗，每逢公期（军坡节），乡下必延戏班子唱大戏，举村欢乐，甚于过大年。有某戏班应邀到乡下唱戏，班中旦角忽患音哑，不能开唱。班主窘急，四出寻医，并声言愿付重酬。这时村内父老陪一老医至，老医笑云："此事容易解决，但有言在先，病好后必须多为我村唱一台戏。"班主当即承诺。老医乃从身边药囊取出单根木一节，洗净，捣烂，然后命人用二过洗米水（米泔水）煎好后与之服，服后果然见效。当天夜晚，该旦角果能登台唱戏如常。

此方为霍老先生下乡治病时与乡下老医交流心得体会所获知，霍老得方后曾多次验证有效。方中单根木，又称海南狗牙花、艾角青、独根木等，喜生路旁、旷野、疏林灌丛，药用根，四季可采。《海南岛常用中草药手册》载：单根木，性味苦辛凉，有小毒。功能清热解毒、散结利咽、降压止痛。主治：跌打损伤、咽喉肿痛、毒蛇咬伤、风湿骨痛、乳痈疖肿、胃痛、高血压。用量：根干 3~9g；水煎服。

牙　痛

牙痛是由牙病引起，可分以下几种情况：龋齿牙痛为牙体腐蚀有小孔，遇到冷、热、甜、酸时才感到疼痛；患急性牙髓炎是引起剧烈牙痛的主要原因；患急性牙周腺炎，疼痛剧烈，呈持续性的跳痛；急性智齿周炎，主要是第三磨牙位置不正，牙冠面上部分有龈覆盖和食物嵌塞，容易发炎而致该症。

中医认为，牙痛多因过食辛热之物，胃热炽盛；或肝火上冲；或肝肾阴虚，虚火上炎；或风热、火毒上攻；或肾阳亏虚、浮阳上越所致。

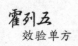

❀ 蒲公英治牙痛

[组成与用法] 蒲公英 50g，加水两碗，煎存一碗，加白糖适量服用，每日 2~3 次，连服 2~3 天。

[功效与适应证] 此为民间验方，方中蒲公英苦甘寒，能清热解毒、疏郁散结、行滞通络。适用于风火、胃火引起的牙痛，一般服用 2 天即可见效。

❀ 治风火虫牙疼方

清代《经验良方全集》载有治风火虫牙疼方，并有方歌：一撮花椒水一盅，白芷细辛与防风。浓煎漱齿三更后，不论疼牙风火虫。方用：花椒一撮约 6g，白芷、细辛、防风各 6g，加水一碗煎取浓汤，待温用以漱齿，吐水再漱，对各种风火虫引发的牙疼，神效屡应。

❀ 齿痛效方

民国医刊《验方集成》载有齿痛效方：齿痛，小恙也，然而患者普遍，俗谚有云："牙齿痛不是病，痛煞无人问。"可见其病之顽固矣。兹得一方，极为简便，而试之皆验，居家者识而志之。方药：蜂房一枚，鸡蛋一只。服法：将蜂房煎汤至沸，再用鸡蛋滚之，不用糖，吃之即愈（只吃鸡蛋）。

 《四川中医》（1985 年第 6 期）亦有应用蜂房治牙痛的介绍：某男，50 岁，1980 年 3 月 2 日就诊，多年来反复牙痛，时有牙龈红肿疼痛，寝食俱废，方用露蜂房 20g，煎浓汁含漱口，几次即愈，几年来，未见复发。

口 腔 溃 疡

口腔溃疡，中医称为口疮，是一种发生于口腔黏膜的溃疡性损害，主要表现为口腔黏膜上（多在唇、舌、颊及齿龈部位）出现表浅的如豆大的小溃疡点，可单发和多发，亦可相互融合成片，其周围绕以红晕，局部灼痛，时发时愈，此伏彼起，反复发作，重者影响进食和吞咽。口腔溃疡女性较多，一年四季均能发生。本病有周期性、复发性及自限性特点，一般能在 10 天左右自愈。

中医认为口疮可分为实火型和虚火型：实火型的发病是由于平素嗜食辛辣炙烤之物，脾胃积热，久而化火，循经上炎，症见恶寒发热、头痛、便秘、尿黄、舌苔黄厚干燥，可伴有颌淋巴结肿大疼痛等症。治疗以清热解毒、消肿止痛为主。虚火型大多因思虑过度，劳累体弱，心阴耗损，虚火上炎所致。虚火型可无明显全身症状，或有低热，可伴有口燥咽干、手足心热、失眠多梦、舌苔剥落等。虚证以滋阴降火或扶助正气为主。

蒲公英汤治口疮

[组成与用法] 鲜蒲公英 30g（干者量减半），洗净后，加水两碗放入砂锅中，煎 10 多分钟，去渣取汁，代茶频饮，每天 1 剂，连服 3~5 剂。

[功效与适应证] 此为民间验方，蒲公英为良好的清热解毒、消肿散结药，本品善泻胃火，而口疮每多因胃肠积热引起，故用之自能生效。《本草新编》对蒲公英的泻火功能有这样的评价："蒲公英，亦泻胃火之药，但其气甚平，既能泻火，又不损土，可以长服久服而无碍，凡系阳明之火起者，俱可大剂服之，火退而胃气自生。"

《胡大永奇方验案选》对蒲公英治口疮有介绍：口疮，西医称为口腔溃疡，在临床常见该病患者因其多易反复发作，常使患者苦恼不堪。民间用蒲公英治疗此病，常常取得颇为满意效果。其法：取蒲公英 15g，煎浓汁，漱口兼内服，每日 2 次。

《实用经效单方》亦载有蒲公英治口疮的验案：陈某，3 岁，口舌生疮，满口腔糜烂，经治疗无效，改用鲜蒲公英每次 60~90g，煎浓汁频服，当天即效，过两日腐脱，口腔恢复正常。

阳桃治口疮

《本草纲目》称："主治风热、生津止渴。"《岭南采药录》称："止渴解烦，除热利小便，除小儿口疮，治蛇咬伤症。"《陆川本草》称："疏滞解毒、凉血，治口烂、牙痛。"

据现代研究，阳桃营养丰富，果汁中含有苹果酸、柠檬酸、草酸等，能提高胃液的酸度，促进食物的消化。此外，阳桃还含有大量的挥发性成分、胡萝卜素类化合物，可预防和治疗因上火引起的咽喉炎及口腔溃疡以及风火牙痛。

民间常用阳桃治口疮，用法多样：可生食，鲜阳桃洗净削去棱角边缘，切片生食，亦可蘸少许食盐拌食。每次1~2个，每日2~3次。可煎汤或榨汁服，每次1~2个，每日2~3次。此外，还可制成阳桃茶。其法：取阳桃数个，洗净削去棱角边缘，切成薄片，放宽口瓶中，加冰糖适量腌制3天即可。每用取沸水冲泡红茶1杯，然后加入腌制好的阳桃片数片，10来分钟后饮茶吃阳桃，味道独特，尤其适合于夏季烦热口干和口疮者食用。

值得注意的是，阳桃性寒，凡脾胃虚寒者宜少吃，多食容易引起泄泻。

妙用蒲黄治口疮、舌肿

蒲黄味甘性平，功能凉血止血、活血消瘀。生用治经闭腹痛、产后瘀阻作痛、跌仆血闷、疮疖肿毒；炒黑止吐血、衄血、崩漏、泻血、尿血、血痢、带下；外治重舌、口疮、聤耳流脓、耳中出血、阴下湿痒等。

蒲黄是古人治疗重舌、木舌、舌肿满口、口舌生疮的常用有效药物。单用蒲黄50~100g，用少许温开水调成糊状，或放入口中含漱5~10分钟，早、中、晚各1次。治疗复发性口腔溃疡，屡用屡效。

蒲黄治疗舌肿大（即舌体肿胀而疼痛，严重时能使喉头梗阻而窒息，本症多由心经火盛血壅所致），历代方书多有记载。

《验方新编》载：舌下肿痛，此亦重舌之类。用蒲黄15g，煎取汁去渣，含口中数次，极效。

《普济本事方》载：有士人妻，舌忽胀满口，不能出声，一老叟教以蒲黄频渗，至晓乃愈。

《名医类案》载：宋时一士人沿汴东归，夜泊村步。其妻熟寐，撼之，问何事，不答，又撼之，妻惊起视之，舌肿已满口，不能出声。急访医，得一叟负囊而至，用药掺之，至晓复旧，问之，乃蒲黄一味。

《中医杂志》（1994 年第 10 期）亦刊有蒲黄治舌肿的验案：某男，53 岁，突然舌体肿大满口，强硬而痛，自发病 3 日许，舌体青紫，肿大满口不能进食，以蒲黄调糊含服，每次含服 1 小时左右，让其慢慢咽下，每日数次，当含服 1 次时，患者即感觉口中凉爽舒适，次日已消肿如常。

口　臭

口臭是指病者自觉口中散发出难闻的气味或虽自己感觉不到，但别人感到有明显的气味。口臭不是一种独立存在的疾病，如蛀牙、牙龈瘘管、牙周炎、鼻窦化脓、扁桃体脓肿、消化道疾病、糖尿病等都会出现这种症状。中医认为，口臭多由肺、脾胃积热或食积不化所致。《杂病源流犀烛》指出："虚火抑热，蕴于胸胃之间则口臭，或劳心味厚之人亦口臭，或肺为火灼而口臭。"

❀ 益智甘草治口臭难闻

［组成与用法］益智仁 30g、甘草 6g，共研细末，每用 3~6g，干吞下，如觉口咽过干，可在服后约 2~3 分钟，稍饮水，每天 1~2 次。本方尤适宜因心气不足引起口臭者。

［功效与适应证］方中益智仁性味辛温，功能温脾、暖肾、固气、涩精。主治冷气腹痛、中寒吐泻、多唾、遗精、尿有余沥、夜多小便等。但诸多本草都没有益智仁治口臭的介绍，何以《验方新编》却以益智仁为治口臭的首选。对此，王绪前编著的《名师讲中药》载："益智仁为姜科植物益智的成熟果实，脾主智，此物能益脾胃故也。""益智仁作用的部位主要在脾肾，而以治疗脾病为主，用于治疗口臭，主要是其能摄唾之故，凡是口臭一般将其作为首选，配伍佩兰后作用更佳。"

方中另一味药甘草，有"调和百药"的功效，故有"国老"之誉。同时，如方药味苦而难以入口，适当配用甘草有一定的矫味作用。而本方服法为干吞，故配合甘草之甘，更易于服用。

柠檬治口臭

［组成与用法］取柠檬 1 个（剥皮）榨汁饮用，其皮细嚼咽汁。

［功效与适应证］柠檬，因其味极酸，孕妇喜食不厌，故有"益母果"之称。果实汁多肉嫩，有浓郁的香气。本草称其有"和胃、解毒气"之功，故常用于治胃热口臭，有化浊，令口香的作用。

唇　炎

唇炎，中医称为唇风，是指唇部红肿疼痛，日久破裂流水结痂，易反复发作的病症，多发生在下唇。治疗本病以清泄脾胃火热或脾胃湿热为主，宜内服方与外治方并用。

桃仁治唇干裂痛

［组成与用法］桃仁 30g、猪脂 1 小块，同捣烂，先将唇部洗干净后，用棉签擦干，取适量药膏涂唇上，每日 2~3 次。

［功效与适应证］方中桃仁性味苦平，功能活血祛瘀、润肠通便、止咳平喘。主治痛经、血滞便闭、产后瘀滞腹痛、癥瘕结块、跌打损伤、瘀血肿痛、肠燥便秘等。猪脂即猪油，可以营养皮肤，若做膏外涂，可使皮肤不皲裂。

按语

《四川中医》（1990 年第 7 期）有应用桃仁治唇裂的介绍：取桃仁 20~30g、猪油少许，将桃仁捣烂如泥，加入猪油和匀，贮干净玻璃瓶中备用，用前先用温热水（或生理盐水）清洗患处，擦干，再以棉签蘸药膏涂于患处，每天 2~3 次。此法治疗冬春之季风寒燥气所致的唇裂，其效满意，一般 3~4 天痊愈。方中桃仁活血养血、滋润肌肤，加猪油更增润肤养血之功，故对唇裂有良效。

❀ 鸡蛋黄油治唇炎

[组成与用法] 取鸡蛋 2~3 个，煮熟后去蛋白留蛋黄，放铁勺中用文火熬炼成油，瓶贮备用，用时先将患部洗干净，然后用棉签蘸蛋黄油涂患处，每日 2~3 次。

[功效与适应证] 方中蛋黄油有清除疮毒，生肌长皮之效，民间流传用其治疗各种皮肤病，效果颇佳。对各种慢性难愈性溃疡创面以及口唇皲裂也有良效，此方亦适用于口疮溃疡。

❀ 木蝴蝶治剥脱性唇炎

木蝴蝶味苦甘性凉，功能利咽润肺、疏肝和胃、敛疮生肌。主治咽痛喉痒、声音嘶哑咳嗽以及疮疡久溃不收、浸淫疮等。

《百病良方》介绍木蝴蝶外用可治剥脱性唇炎：木蝴蝶，每次 1 张，用开水浸湿后贴于患处，每 4 小时换 1 次。

鼻　病

鼻窦炎：中医称"鼻渊"、又名"脑漏"。本病是鼻窦部旳化脓性炎症，分为急慢性两类。急性鼻窦炎表现为持续性鼻塞，流大量黏脓性鼻涕，伴有头痛及局部疼痛，同时有全身不适，恶寒发热，食欲不振等全身症状。慢性鼻窦炎患者多脓涕自鼻孔流出，或向后流入鼻咽部，鼻塞轻重不一，嗅觉迟钝，头冈痛不舒，可伴有头晕，记忆力减退，易疲倦，失眠，精神抑郁等症状。中医认为，本病多因风邪外袭，寒闭腠理，肺气不和；或阳明胃火上客鼻窍；或胆移热于脑；或风寒上扰，瘀滞鼻窍所致。

鼻炎：鼻炎是鼻腔黏膜炎症，属中医"伤风""鼻窒"范畴，有急性慢性之分。急性鼻炎，流涕、喷嚏为主，严重者鼻塞加重，脓性黏稠分泌物较多。慢性鼻炎，以鼻塞为主，涕多，色稠黄或稀，嗅觉减退，常伴有头痛、头胀，说话有鼻音等。因临床表现不同，常分为慢性单纯性鼻炎、肥厚性鼻炎和干燥性鼻炎 3 种。

过敏性鼻炎：过敏性鼻炎又称变态反应性鼻炎，多反复发作，缠绵难愈。在临床上较为多见，多因肺虚气弱，寒邪侵袭，而致营卫不和，腠理郁闭，上客鼻窍，或因接触某些过敏原而诱发。症见鼻黏膜潮湿，水肿（多呈蓝灰色），致使鼻塞，影响吸气，并流清涕、喷嚏、咳嗽，类似伤风感冒，多反复发作，经久不愈。

儿茶治脑漏（鼻窦炎）

民国医刊《医界春秋》刊有王锡光"守素斋医话"，有介绍儿茶治脑漏（鼻窦炎）一方：舍妹患脑漏病，头晕鼻塞，不闻香臭，时流黄黏水甚多，剧时神经错乱，日久则左眼头上搭印堂，肉内起一硬块，大如龙眼肉，闷胀异常，以手指向硬处力挤之，出黄黏水略松。予教妹婿至中药店买铁儿茶数十文，归研细末，频频嗅入鼻中，不十日黄水已少，头眩闷胀亦减，硬块亦消，久之各恙皆愈，嗅觉遂复原状。总之方不在贵而在灵，若迷信西法，虽日费数十金，而病不少愈。观此可知中药大有愈病之价值在，勿以其价值廉便轻忽之，使良药埋没，所费不赀，而病势如旧耳。

按语 方中儿茶性味苦涩凉，功能收湿敛疮、生肌止血，外用主治湿疮流水，溃疡不敛、牙疳口疮、下疳、外伤出血；内服主治肺热咳嗽、暑热伤津口渴、内伤出血、泻痢不止、跌打损伤、风湿痹痛等。儿茶治鼻渊脑漏为明代李时珍《本草纲目》引目自《本草权度》："治鼻渊流水，孩儿茶末吹之。"可见上文王锡光所用之方，是有出处的。

草灵丹治鼻渊

草灵丹是清代恬素氏《集验良方拔萃》中特别推介的治疗鼻渊的验方，恬素氏在书中自跋云："将生平所亲自试验若干方和盘托出，其中之最神效者，方上刊三圈，得心应手者二圈，见于他书，并友人所传而未经亲试者无圈。"而草灵丹方上恰有三圈，可见恬素氏对其之看重，兹录如下。

草灵丹：鹅不食草（采取阴干晒燥研末，收贮。一名地胡椒）。

治鼻渊，此症因胆经之热，移于脑髓，外因风寒凝郁火邪而成，鼻窍中时流黄色浊涕，用鲜草塞鼻，立刻应效。

治鼻渊久而不愈，鼻中淋沥腥秽血水，头眩虚晕而痛者，必虫蚀脑也，名控脑砂，用鲜草塞鼻数次立愈。久则必虚，宜内服补中益气汤，方能痊愈。

治鼻红（即鼻出血），用嫩草头阴干，研细末，薄浆（即米汤）为丸，梧子大，黑山栀极细末为衣，塞鼻立止。

治眼目生翳，取末搐鼻塞耳，去翳神药也。

治头风疼痛，用鲜草塞鼻甚妙。

治感受风寒暑湿以致头痛胀闷，鼻窍不通，胸膈不舒，用末搐鼻，即刻气通，嚏泪交流，神清气爽，功同痧药，冬季用之更妙。

> **按语** 方中鹅不食草，性味辛温，功能通窍散寒、祛风利湿、散瘀消肿，是鼻科良药，历代方书多有记载，并经验证，可用于感冒鼻塞、鼻窦炎、急慢性鼻炎、肥厚性鼻炎、过敏性鼻炎，亦可用于鼻息肉。其法可将鲜鹅不食草捣烂塞鼻，也可将鹅不食草晒干后研细末，每用少许吸入鼻孔，也可用棉花浸湿拧干后包药末少许塞鼻，约20分钟后取出，每天1~2次，每次只塞一侧。用药后头痛鼻塞症状消失或减轻，初用药时会有喷嚏、流泪与流鼻涕等现象，余无不良反应。

蜂蜜治萎缩性鼻炎

萎缩性鼻炎是鼻腔黏膜以萎缩退变为突出病理特征的特殊性鼻腔黏膜慢性炎症，中医称为"鼻槁"，由于本症严重削弱鼻腔黏膜的生理功能，严重者还可引起蝶腭神经节及其神经纤维变形，因此，萎缩性鼻炎患者鼻腔黏膜自洁能力极差，分泌物很快干结成为痂皮，黏附于鼻腔内表面，形成本病特有的局部外观。

民间常用蜂蜜治疗萎缩性鼻炎，经验证，不失为简易可行的疗法。

蜂蜜具有补虚、润燥、解毒、滋润皮肤、改善皮肤营养状况、营养心肌、保护肝胆、降血压、防止动脉硬化等功效。此外，蜂蜜中含有抗生素，有杀菌防腐作用，可以制止化脓菌的滋长和杀死细菌，并有消炎、止痛、生肌，加速伤口愈合和保护皮肤等多种功能。故本品外用有清热解毒、润燥消炎的功效，用治萎缩性鼻炎非常适宜。

《中医杂志》（1964 年第 11 期）有蜂蜜治疗萎缩性鼻炎的介绍：先用温开水将鼻腔的结痂和分泌物洗去，充分暴露鼻黏膜后，再用棉签或干净的手指蘸无腐败变质的生蜜，涂鼻腔患处即可，每日早晚各涂药 1 次，至鼻腔无痛痒、无分泌及结痂，嗅觉恢复为止。据该文介绍，用此法试治 5 例，最长者 29 日，全部痊愈。

丝瓜藤治鼻渊

清代《便易经验良方》有丝瓜藤治鼻渊脑漏方，简便有效，兹录如下：

鼻中时时流出臭水，黄绿色者，甚则头痛，名控脑痧。用丝瓜藤近根处取三五寸，煅存性研末，以酒调服即愈。

清代《集验良方拔萃》《普济良方》以及近代不少方书都有此方的记载。

据有关资料介绍，有人应用丝瓜藤治疗慢性鼻炎取得良好疗效。方法为取霜打后的丝瓜藤（离地 20cm 的主藤），阴干后研为细末，每次取 10g 水煎，早晚空腹各服 1 次，5 天为 1 个疗程，休息 5 天后，继续下 1 个疗程，连用 3 个疗程；同时每日数次将少许丝瓜藤细末吹入鼻腔内。

据介绍，丝瓜藤的服用方法有多种，可将丝瓜藤焙干研末，每次 6g，用酒调服或用开水送服。《鼻炎防治经验》一书则介绍用丝瓜藤炖猪肉治鼻炎，其法：取近根部的丝瓜藤 10~15g，洗净切碎，与猪肉（切块）60g，同放锅内，加水煮汤，临吃时加少许食盐调味，饮汤吃肉，5 次为 1 个疗程，连用 1~3 个疗程。

丝瓜藤用治鼻炎，乃因其功能清热解毒、祛风化痰通络。而慢性鼻炎多由于外邪犯肺，上逆鼻窍，凝滞鼻腔郁而化热，热腐化脓而致，故本品用之有效，值得推广。

鼻 息 肉

鼻息肉是鼻部常见疾病，也与某些全身疾病有关，它是由于鼻黏膜长期炎性反应引起组织水肿的结果。鼻息肉多来源于中鼻道塞口、鼻道复合体和筛窦，高度水肿的鼻黏膜由中鼻道、窦口向鼻腔膨出下垂而形成息肉。

乌梅治鼻息肉

[组成与用法] 取乌梅 5~7 个，用清水浸过，把乌梅肉剥下，焙干后研为细末，加冰片 2g 同研混合均匀，瓶贮备用。用时以棉球蘸药粉涂撒患处，每日 2~3 次，至息肉脱落为止。

[功效与适应证] 此为民间验方，方中乌梅味酸涩性平，功能敛肺止咳、涩肠止泻、止血生津、安蛔，用于久咳不止、久泻久痢、尿血便血、崩漏、虚热烦渴、蛔厥腹痛、疮痈胬肉。本品与开窍醒神的冰片合用，适于治疗鼻息肉。

藕节冰片治鼻息肉

《浙江中医药》（1979 年第 3 期）载有藕节冰片治鼻息肉的经验介绍：用药方法：藕节炭 10g，冰片 2g，研末和匀，临睡前用醋调成糊状，敷息肉上，次晨洗去，每晚敷 1 次。临床疗效：此法治疗鼻息肉有良效。病案举例：某女，25 岁，两鼻腔息肉，呼吸不畅，鼻塞头痛，予上药糊外敷，每晚外敷 1 次，7 天后鼻塞头痛除，息肉萎缩。

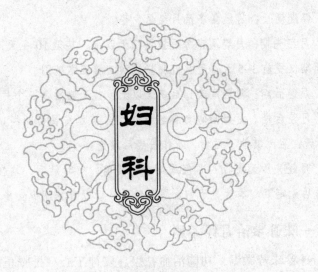

妇

科

月 经 不 调

月经不调也称月经失调。一般是指月经先期、月经后期、经行先后无定期、经期延长、月经量多及月经量少等。

月经先期：月经周期每月提前 7 天以上，甚至 10 多天，称月经先期，如月经周期仅提前 3~5 天，无其他明显症状，属正常范围。

月经后期：月经周期错后 7 天以上，甚至错后 3~5 个月一行，经期正常者，称为月经后期。月经后期如伴经量过少，常可发展为闭经。如月经周期仅延后 3~5 天，且无其他不适者，不作月经后期论。

月经先后无定期：月经周期有时提前，有时延后，均在 7 天以上，称为月经先后无定期。本症见于妇女各年龄段，而以青春期少女多见。

❀ 一味丹参治月经不调

丹参味苦微温，功能活血祛瘀、安神宁心、排脓止痛，治心绞痛、月经不调、痛经、闭经、血崩带下、癥瘕积聚、瘀血腹痛、骨节疼痛、悸惊不眠、恶疮肿毒等。

历代本草及方书都认为一味丹参可以治疗月经诸多疾患。《本草纲目》载："丹参，按《妇人明理论》云，四物汤治妇人疾，不问产前产后，经水多少皆可通用，惟一味丹参散，主治与之相同，盖丹参能破宿血，补新血，安生胎，药死胎，止崩中带下，调经脉，其功大类同当归、地黄、川芎、芍药故也。"

《妇人大全良方》载有丹参散：治妇人经脉不调，或前或后或多或少，产前胎不安，产后恶血不下并治之。兼治冷热劳、腰脊痛、骨节烦痛。丹参不以多少为末，每服一二钱（3~6g），酒调下，经水不调食前，冷热劳无时（注：即调经饭前服，其余饭前后服都可）。

清代《集验良方拔萃》记载丹参调经丸：治经水不调，用紫丹参 1 斤（500g）切薄片于烈日中晒干为细末，用好酒泛为丸，每服三钱（9g），清晨开水送下。

此方，名医叶橘泉在其《单方汇报》也有介绍：调经方：紫丹参500g切片，晒干为细末，用好酒泛丸，每服9g，开水送下，每日2次。应用范围：用于女子月经不调，或先或后，或多或少，或痛经等。

据临床验证，丹参与香附合用，调经效果更佳。《古今民间妙方》载有此方：丹参60g、制香附30g，共研细末，每服10g，临睡前开水送服。本方功能疏肝理气、活血调经，主治肝郁型月经先后无定期。

《厂矿医药卫生》（1999年第2期）介绍有王大增对香附、丹参合用的经验：香附辛香而性平，为气中之血药，是理气解郁、调经止痛之妙物。李时珍誉为"气病之总司，女科之主帅"。丹参，《妇人明理论》云其"一味丹参，功同四物。补血生血，功过归地；调经敛血，力堪芍药；逐瘀生新，性倍川芎。妇人诸病，皆可常用"。王大增认为"女子以肝为先天，以血用事，血又关乎气，气血冲和，百病不生，经病以调为主，养血为先，理气为要"。王大增善用香附配丹参，调气养血，治妇人经血不调，或前或后，或多或少，产前胎不安，产后恶血不下等。

鸡冠花治月经不调

[组成与用法] 红、白鸡冠花各9g，加水一碗半，煎存多半碗，月经前服，每天1剂，连服3~4剂。如有痛经，加甜酒1小杯，当痛时服。服药期间禁吃生冷之物。

[功效与适应证] 此方出自《成都市中医验方秘方集》（1959年版），方中鸡冠花性味甘凉，有凉血、止血、止带、调经等作用，有歌诀称："妇科良药鸡冠花，止带止血不离它。"如经痛，可佐以甜酒，以增其行滞气、调血行之功用。

《集效方》载：治经水不止，红鸡冠花一味，晒干为末，每服甜酒调下，忌鱼腥猪肉。

此外，民间还常用白鸡冠花 20g，加水一碗半煎存一碗，去渣，另将鸡蛋 1 个去壳加入煮熟服食，每日 1 次，连服 3 日，用于月经过多疾患。

🌸鸡血藤治月经不调

[组成与用法] 鸡血藤 20g、鸡蛋 2 个，加水两碗同煮，鸡蛋煮熟后取出剥壳再放入，煮存一碗，去渣，加入白糖少许，分 1~2 次服下，每天 1 剂，连服 3~5 剂。月经来后服。

[功效与适应证] 此方为民间验方，鸡血藤气味平和，攻守兼备，具有补血活血之功，补血而不滞，行血而不破，长于补血而舒经活络，以血瘀兼血虚最为相宜。临床多用于月经不调、痛经、闭经、风湿痹痛、手足麻木、肢体瘫痪及血虚萎黄等。本品与鸡蛋同用，有活血补虚、舒筋活络功效，可用于月经不调、闭经、贫血、血色苍白等症。

🌸鸡蛋红糖治月经不调

[组成与用法] 鸡蛋 2 个，红糖 30~50g，先将红糖加水一碗煮至水沸后，打入鸡蛋再煮片刻即成，于每次月经干净后服用，每天 1 次，连服 3 天。

[功效与适应证] 此方为民间验方，鸡蛋性味甘平，具有益气、安五脏、止惊安胎之功。《本草纲目》称："精不足者补之以气，故卵白能清气，治伏热目赤、咽痛诸疾；形不足者补之以味，故卵黄能补血，治下痢、胎产诸症；卵则兼理气血，故治上列诸病也。"红糖性温味甘，具有益气补血、健脾暖胃、缓中止痛、活血化瘀的作用。两味合用，功能滋阴养血、调经止痛，可用于血虚型妇女月经不调。

🌸川芎鸡蛋治月经不调

[组成与用法] 川芎 10g、鸡蛋 2 个，加水一碗，煮至鸡蛋熟后，取出剥壳再煮 10 分钟，吃蛋饮汤。每天 1 次，连服 3 天。

[功效与适应证] 此方为民间验方，方中川芎性温味辛，有活血行气、祛风止痛功效，可用于血瘀气滞痛证、头痛、风湿痹痛等。本品与鸡蛋同

用，功能行血调经、祛风止痛，用于月经不调、痛经及经期头晕目眩等，是民间用于调补虚弱的食疗方。

🌸 当归川芎治经行头痛

[组成与用法] 当归15g、川芎10g，加水一碗半煎存多半碗，渣可加水一碗煎存半碗，一二煎药汁混合后，分早晚2次服用，每日1剂，连服3~5剂。

[功效与适应证] 方中当归为女科调经要药，有补血调经、活血止痛、润肠通便之功，本品配合地黄、芍药、川芎组成四物汤，可治疗血虚或血瘀所致的月经不调、痛经、闭经、产后腹痛等症。川芎行气活血化瘀，为妇科常用药，适用于血瘀气滞所致的月经不调、痛经、闭经、产后小腹痛等。此外，川芎上行头目，有活血祛风止痛的作用，为治头痛要药。川芎、当归合用，据《临证本草》称："川芎上行头目，下调经水，中开郁结，为血中气药，尝为当归所使，不但活血有功，而且活气亦神验。"本方功能补血调经，又可活血止痛。因血瘀引起经行头痛者，可以经期来时，每天1剂，连服3~5剂，下个月经期来时，继续服用，连服3个月。

痛　　经

妇女行经前后及经期出现小腹、腰骶疼痛即为痛经。有经前疼痛者，有经后疼痛者，有经期疼痛者，亦有自经前痛至经后者，一般每次月经周期均会发作。中医认为，引起痛经的原因多因精神因素，肝失条达以致气机不畅，血行受阻；或久居湿地，或经期冒雨涉水，或过食生冷，寒湿客于胞宫，血为寒凝，经行不畅；或平素体虚，气血不足，经行以后，血海空虚，胞脉失养，以致发生痛经。

现在将痛经划分为原发性痛经和继发性痛经。原发性痛经又称功能性痛经，是指生殖器官无实质性病变者。由于盆腔器质性疾病如子宫内膜异位症、子官腺肌症、盆腔炎或宫颈狭窄等引起的属继发性痛经。原发性痛经以青少年女性为多见，继发性痛经则常见于育龄期妇女。

荔核香附治痛经

[组成与用法] 荔枝核 30g、香附 60g，放砂锅中炒黄后，研为细末，每次 6g，黄酒调服（或用开水加少许食盐送服，米汤亦可），每日早晚各 1 次。于经期来时服，连服 3~5 天。

[功效与适应证] 此方出自明代王肯堂《证治准绳》，方名蠲痛散，主治妇人血气刺痛，功能疏通气血。为历代医家所重视，被称为妇科良方。方中荔枝核为荔枝的种子，味甘涩性温，是疏肝理气的良药，其功用为散寒祛湿、疏肝理气，男性的睾丸疼痛、女性的生理疼痛，以及胃神经痛等都可用荔枝核来加以治疗，效果迅速神奇。香附，味辛微苦甘性平，有理气解郁、调经止痛之功效。两味合用，功能活血止痛、散寒化瘀，适用于行经前小腹疼痛。《津门医粹》载有丁蔚然应用香附的经验："香附通调血气，乃痛经之良药，痛经病因多为气血瘀阻，冲任经脉不利，经血滞于胞中而作痛，香附为血中之气药，善能通调气血，调经理痛。"

山楂酒治痛经

山楂，味酸甘性微温，《本草衍义补遗》载："消食行结气，健胃催疮痛，治妇人儿枕痛，浓煎此药汁，入糖调服立效。"民国名医张锡纯在《医学衷中参西录》中称："山楂，若以甘药佐之，化瘀血而不伤新血，开郁气而不伤正气，其性尤和平也。"张氏善用本品配合功能散寒活血、缓解疼痛的红糖，治疗痛经、闭经等月经病变，并说"屡试屡验"。

山楂除与红糖合用外，也可泡酒治疗月经病。《妇科病验方集锦》载有山楂酒方：干山楂片 200g，米酒 500ml，将山楂片洗净，去核，浸入米酒中，密闭瓶口，每日摇晃 1 次，1 周后即可饮服，每服 20~30ml，每日 2~3 次，连服 3~5 日，最后所剩的山楂片可拌白糖食用。主治：痛经，症见经前或经后小腹疼痛，甚则疼痛难忍等，本方可活血通经、行气止痛。

❦ 三七治痛经

[组成与用法] 三七适量，研成细末，每服 2~3g，经前或经行痛时温开水送服，每日 2 次，连服 3~5 日。

[功效与适应证] 三七味甘微苦性温，功能止血散瘀、消肿定痛，主治各种出血证、跌仆瘀肿、胸痹绞痛、癥瘕、血瘀经闭、痛经、产后瘀阻腹痛。

 《中医杂志》（1994 年第 3 期）载有应用三七治痛经的验案：某女，35 岁，原有痛经病，每次月经来潮，腹痛难忍，经量较多，色紫有块，服三七粉后，经来正常，无腹痛及紫血块。

此外，据临床验证，三七可单独打粉服用，但如与人参（西洋参）配合使用，其益气活血、止血化瘀、止痛的效果更好。据《实用临床中药手册》介绍：三七止血化瘀、消肿止痛；人参补元气，尤善补脾肺之气，且能益气生津。二药合用，三七以散为要，人参以补为主，一补一散，相互制约，相互为用，补而不滞，散而不耗，共奏益气活血、止血、化瘀、止痛之功。

❦ 姜糖饮治痛经

女性痛经有多方面原因，但又以经期冒雨涉水，感受风寒，或过食生冷及寒凉药物而引发者为多见。民间常用姜糖饮治疗此症，其法：每月经期来前 3 天，用生姜 30g（炒熟）、红糖 30g，加水两碗煎存一碗，分 2~3 次温服，每天 1 剂，连服 5~7 剂（或服至经停为止），连服 3 个月，痛经即可消除。

生姜是最方便的药物，有发表散寒、温中止呕之功用，可治感冒风寒、胃寒呕吐、痰饮喘咳、腹满泄泻等症。红糖性温，味甘入脾，具有益气补血、健脾暖胃、缓中止痛、活血化瘀的作用。据临床验证，女性虚寒痛经，红糖为必用之品。两味合用，治疗因受寒引起的痛经，效果显著，值得推广。

闭 经

闭经分为原发性闭经和继发性闭经两种，前者指少女年逾18岁尚未行经，后者指妇女原有固定月经周期而连续停经3个月以上者。妊娠期、哺乳期、绝经以后的"停经"，均为生理现象，不属闭经范畴。

中医认为，闭经的病因病机不外虚实两端，虚者即冲任不足，血海空虚；实者则为冲任瘀阻，胞脉痹阻，经血不得下行。

闭经的常见类型有如下几种：气滞血瘀型闭经：症见月经数月不行，精神抑郁，烦躁易怒，胸胁胀满，少腹胀痛或拒按，舌边紫黯，或有瘀点。肾虚型闭经：症见年逾18岁尚未行经，或由月经量少逐渐发展至闭经。表现为体质虚弱，腰酸腿软，头晕耳鸣，舌淡红苔少。痰湿阻滞型闭经：主要表现为形体肥胖，胸胁满闷，呕恶痰多，神疲倦怠，或面浮足肿，或带下量多色白，苔腻。气血双虚型闭经：经期逐渐后延，量少，经色淡而质薄，继而停闭不行。或伴头晕眼花，或心悸气短，神疲肢软，或食欲缺乏，毛发不泽易脱落，羸瘦萎黄，舌淡苔少或白薄。

❧ 黑豆红糖汤治闭经

［组成与用法］黑豆30g、红花6g，加水两碗，煎存一碗，去渣取汁冲红糖60g，1次或分2次服用，每天1剂，连服3~5剂。

［功效与适应证］此为民间验方，方中黑豆味甘性平，主要有活血、利水、祛风、解毒之功效，因其善于活血散瘀，妇女产后每用黑豆煎红糖水服，以行瘀血。红花味辛性温，主要有活血通经、去瘀止痛之功效，可治经闭癥瘕、死胎难产、恶露不行、痈肿瘀血、跌打损伤等症。红糖味甘性温，主要有益气补血、缓中止痛、活血化瘀的作用。数味合用，功能行血祛瘀，用治闭经或月经不调等。

 按语　本方亦可用苏木（苏木味甘性平，历来将其作为活血化瘀之品使用，常用于妇女血瘀癥瘕、经闭腹痛及外伤瘀血疼痛等）

代替红花，其法如下：黑豆 50g 炒熟研末，与苏木 20g 加水共煮，加红糖适量调服。

蚕沙酒治闭经

［组成与用法］蚕沙 60g，米酒 500ml，将蚕沙放入米酒中浸泡半小时，然后置砂锅中煮沸约 5 分钟，用纱布过滤，去渣取汁，日服 1 次，每服 15~25ml，经通后即停服。

［功效与适应证］《内经拾遗方论》有蚕沙酒方：治月经久闭，蚕沙（炒微黄）120g，无灰酒一壶，重汤煮熟，去滓，温饮一盏。

方中蚕沙是蚕蛾科昆虫家蚕幼虫的干燥粪便，因其形状是略呈长方形的细粒，好像沙子，故名蚕沙。蚕沙以晚者为良，晚蚕沙禀桑叶清香之余质，具芳香轻清之气，早蚕者不堪入药。蚕沙味甘辛性温，功能祛风除湿、和胃化浊、活血通经，主治风湿痹痛、肢体不遂、风疹瘙痒、吐泻转筋、闭经、崩漏。本品入煎宜用纱布袋包煎，也可炒黄浸酒服。

霍老先生在多年临床中常用蚕沙酒治疗气滞血瘀型闭经，效果颇佳，故特予推荐。

《虫类药的应用》一书中也有应用蚕沙治闭经的验案：某女，25 岁，经期因淋雨受寒，以致少腹胀痛，月经遽行中止。迄今闭经已 7 个月，平日白带绵绵，腹痛隐隐而胀。苔白中微腻，脉沉细而涩。此为寒湿内阻胞宫以致经血瘀滞不通，予蚕沙酒 1 剂消息之。服后 10 日，月经即行，周期如常。

山药治疗闭经

《黄河医话》中收录有刘时尹"山药治疗闭经"一文，方法简便，兹录如下：闭经原因不外虚实两端。虚者，或因肝肾不足精血亏虚，或因素体气血虚弱。实者，或因气滞血瘀，或痰湿内阻，冲任不通之故。笔者曾治一闭经患者，用益气扶脾、理气调经，滋补肝肾、养血调经，理气行滞、活血化瘀诸法未效。余沉思，久羔之疾，非急于求成者可为，遂以毛山药

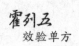

每日30g加食糖煮食，1个月为1个疗程，拟服3个疗程后，再以山楂30g，加红糖蒸服。患者仅服2个疗程，月经即来潮，续服2个月，月经通调，体健神旺。

按语　方中山药甘平，既能补气，又能养阴，补气而不滞，养阴而不腻，为培补中气最和平之品，又能益肺肾、理虚劳、固精。临床常用治脾虚泄泻、肺虚咳嗽、肾虚遗精、带下消渴及小儿疳积等。虽然诸家本草都没有关于山药治闭经的记载，但刘氏能师古而不泥于古，仅凭患者久病必虚，而采用山药进行调理，竟获良效，值得借鉴。

崩漏（功能失调性子宫出血）

崩漏是指妇女不规则的阴道出血，一般以来势急，出血量多的为"崩"，来势缓，出血量少或淋漓不净的为"漏"。崩与漏症状表现虽然不同，但其发病机制是相同的，在疾病演变过程中常可相互转化，所以两者关系密切，故而通常崩漏并称。中医认为，崩漏多因脏腑气血失调，冲任受损不能制约经血所致，是以非行经期阴道大量出血或持续下血，淋漓不断为主要表现，一般无腹痛，暴崩出血过多，可出现面白肢冷，大汗淋漓，口鼻气冷，脉微欲绝等危候。

本病需与月经量多、月经先期、月经先后无定期、经期延长以及癥瘕所致的出血相鉴别。月经量多者，血势不猛，周期、出血天数大多正常；月经先期者主要是周期提前，出血天数、经量大多正常；月经先后无定期者，为周期紊乱，多无经量与出血天数之异常；经期延长者，出血天数不超过半月，若终月难尽，则已转成漏下；癥瘕出血，一般可查出生殖器官肿块。

本病的治疗，应采取先止血以治其标，再谨守病机，辨证治本，最后善后调理，以促康复。

功能失调性子宫出血病，简称功血，属于中医的崩漏范畴，临床上分无排卵型和排卵型两类。无排卵型子宫出血，临床表现为月经紊乱，经期长短不一，出血量时多时少，甚至大出血，约有半数患者先有短期闭经，然后发生出血，流血量较多，可持续 2~3 日以上。部分患者一开始即为不规则出血，也有周期正常，但经量多，经期长者。有排卵型子宫出血常发生在生育年龄，尤其在流产、足月产后的妇女。

❧ 血崩不止方

民国医刊《中医新生命》刊载有孔伯毅"验方丛话"，其中载血崩不止方：邻妇血崩不止，求救于母氏，母氏尝得外祖母口授血崩验方，因书以与之。翌日邻妇来谢，谓服药二次即止云。母氏见其奇效，命余记之，方用：棕榈毛 30g（烧过存性），龙骨 6g（煅）。上药二味共研细末，每服 9g，空腹时好米酒送下，两服即止。

原按：棕榈毛即棕榈树上所生纤维状物，用以制绳索等用具者也，此物广东极多。

 崩漏是中医妇科疑难急重病证，医者每感棘手，而孔氏所介绍的血崩不止方，用药不过两味，却获良效，值得推广。霍老先生在临床施治崩漏时，对此方也多次验证有效。方中棕榈味苦涩性平，功能收敛止血，主治吐血、衄血、尿血、血崩、外伤出血等。龙骨味甘涩性凉，功能镇惊安神、清热除烦。据现代药理研究，龙骨还可缩短凝血时间。《古今医统大全》中治血崩不止的龙骨散，便是以龙骨、棕毛炭为主，配合当归、香附，其方如下：龙骨（煅）、当归、香附（炒）各30g，棕毛炭15g，上为细末，每服12g，空心，米汤调下，忌油腻、鸡、鱼、炙煿物。

❧ 独参汤治崩漏大出血

崩漏大出血后，气血俱虚，面色苍白，恶寒发热，手足清冷，自汗或出冷汗，脉微细欲绝者，此属崩漏危症，霍老先生力主以独参汤治之。

独参汤大人参 20~30g，为粗末，加水 300ml，大枣 5 个，同煎至

150ml，随时细细服之，服后令患者熟睡一觉，每日 1 剂。

此方功能益气固脱，治元气大亏，阳气暴脱，面色苍白，神情淡漠，肢冷汗出，脉息微弱者，近代也用于大出血，创伤休克，心力衰竭等重症的抢救。

按语 《本草新编》对独参汤的应用，有补充建议：人参亦有单用一味成功者，如独参汤。乃一时权宜，非可恃为常服也。盖人气脱于一时，血失于顷刻，精走于须臾，阳绝于旦夕，他药缓不济事，必须用人参一二两，或四五两，作一剂煎服以救之，否则阳气遽散而死矣。此时未尝不可杂之他药，共相挽回，诚恐牵制其手，反致功效之缓，不能返之于无何有之乡。一至阳回气转，急以他药佐之，总得保其不再绝，否则阴寒逼人，又恐变生不测。可见人参必须有辅佐之品，相济成功。未可专恃一味，期于必胜也。

《李凤翔临证经验集》载有一验案：新中国成立前，曾治一农妇，年三十余，因家贫且人口较多，常食不果腹，加之日夜苦思忧虑，劳累过度，元气大伤，骤得暴崩，血下盈盆，奄奄一息，急邀往诊。见其妇面白如纸，神倦懒言，脉细如线，肤冷肢凉，即处以独参汤（人参30g）因家境困窘，无力承担，遂改为党参四两（120g）浓煎频服，半日许复苏。由此看来，党参之力虽逊于人参，但大剂亦可济急。

乌梅糖水治功能性子宫出血

乌梅性平味酸涩，有敛肺涩肠、和胃生津、止血、止咳、止泻、止渴、安蛔之效。临床常用治肺虚久咳、久泻久痢、便血、崩漏不止、烦热口渴及蛔虫所致的腹痛呕吐等症。

因乌梅糖水有收敛、止血的功效，民间常用以治疗妇女月经过多、功能性子宫出血之症。其方如下：每次可用乌梅15g，红糖适量，清水一碗半煎存大半碗，去渣饮用。此为 1 次量，为方便计，亦可采用《百病良方》所介绍的用法：乌梅 1500g，加水浓煎过滤去渣，装瓶备用（久贮不坏），用时加白糖，每次服 10ml，开水冲服，每日 3 次。

 《南方医话》中载有刘尚义应用乌梅醋浸膏治疗一例青春期功能性子宫出血的验案：某女，19 岁，17 岁月经初潮，两月或三四月一至，量多，每次月经来潮都要睡卧少动，经量稍减，继则打止血针，如此缠绵 20~30 天方休，最为所苦。此次月经已行 3 日，量多色红，所喜胃口尚好，眠食二便如常，舌苔薄白，脉弦有力。有一偏方，窃思组织谨严，配伍合理，深得中医治方之妙，系用乌梅 500g、陈醋 250ml，加水同煮，俟水分蒸发大半，再加醋至原量，煎至极浓，用干净纱布滤去渣即成。开水加白糖冲服一汤匙。瓮安缺乌梅，病家愈病心切，专程去都匀买回乌梅，如法操作炮制，服用时，月经已是第 8 日，诚如偏方所言："治妇女崩漏，效如桴鼓，屡试屡验。"日服 3 次，第 2 日经量渐少，3 日全止。为调经计，嘱患者下月行经时以焦山楂 60g 煎水加赤砂糖兑服。此为张锡纯"女子月信至期不来，方用焦山楂 30g 煎水加赤砂糖兑服"的经验，服三四剂后，月事行动，经行 4 日后，又开始用乌梅醋煎膏，2 日后经水顿止。下月再服山楂红糖煎，经三四日，再服乌梅醋煎膏。如此反复治疗 3 个月，月事渐调。随访 4 个月，月经正常。

原按：功能性子宫出血临床多见，除用人工周期外，中药调治殊属棘手。乌梅醋煎膏深得"酸甘化阴，阴生阳长"之妙，有尽剂血止的作用，此等偏方，值得推广使用。

仙鹤草治功能性子宫出血

国医大师干祖望在《干祖望医话》中载有"仙鹤草"一文：我乡民间，凡人精神不振，四肢无力，疲劳怠惰，或重劳动之后的困乏等，土语称"脱力"，于是到药铺里抓一包"脱力草"（不计份量的），加赤砂糖（即红糖，也不拘多少），浓煎两次服用，一般轻者 1~2 剂，重者 3~4 剂，必能恢复精神。余也自试几次，确有成效。

仙鹤草性凉味苦涩，现临床主要用其止血，因具有收敛作用，可用于妇科崩漏出血证和身体各部分的出血证，如咯血、吐血、衄血、便血、尿血等。本品可单独使用，如对症配伍效果更佳。

治疗妇女功能性子宫出血（崩漏），可用鲜仙鹤草 30~40g，水煎服，每日上、下午各 1 剂。此外，亦可用干仙鹤草 15g，煎汤送服归脾丸，每服归脾丸 9g，日 3 次。

《现代中医药》（1987 年第 6 期）刊载有杨鉴冰重用仙鹤草治崩漏的经验：月经量多，或久崩久漏，身体必然虚亏。临床所见妇科虚性出血患者，素体脾虚，加之出血过多而常见贫血外貌及精神疲惫，肢倦身困，纳差便溏等症，治疗当选用止血又能补虚的药味。仙鹤草一味既具止血之功，又有补气健脾之用，堪当此任。《现代实用中药》指出仙鹤草"治贫血衰弱、精力委顿"。临床观察，用仙鹤草治疗后，患者多能在短期内体力恢复，精神振奋，食欲增强，大便由溏转正常，而月经量多、崩漏之病也随之痊愈，其远期疗效亦甚为满意。用量一般在 30g 左右，量小则补虚之力不足。配健脾补气之药合用疗效益佳。故在妇科月经病中属脾虚中气不足之崩漏、月经过多者，仙鹤草可放胆重用。

❀柿饼治崩漏

[组成与用法] 柿饼 100~200g，用砂锅焙干成黄黑色（不要焙焦），研为细末，每服 6g，黄酒送服，或开水送服，每日 2 次，连服 3~5 日。如治吐血、便血等症，亦可将柿饼焙炭研末，每用 6g 加红糖适量拌匀，用米汤送服。

[功效与适应证] 方中柿饼性味甘平，功能滋润心肺、止咳化痰、清热解渴、健脾涩肠、和胃止血。历代方书对用柿饼治疗崩漏多有记载，如明

代太医龚云林在《万病回春》中便载有秘传经验治血崩方：用柿饼烧灰 2 钱（6g）白熟水下。

带　下　病

　　带下，指妇女阴道内流出的一种粘稠滑腻的液体，如带绵绵而下，在正常情况下，阴道内产生少量色白或无色透明、无味之液体可使阴道保持湿润，有润滑阴道，消除外邪作用，行经前后及排卵期内排出多属正常生理现象。唯有在带下之量、色、质、味等出现异常时方称带下病，这是妇科病中仅次于月经病的常见病。

　　带下病一般根据带下的性状、颜色和临床表现，可分白带、黄带、赤带、青带、黑带、杂色带等，临床中以前三种为多见。

　　西医学认为带下病多因生殖器有炎症，如阴道炎、宫颈炎、盆腔炎、肿瘤等。致病因素有外来感染或内在病变之分。外来因素如细菌、滴虫、真菌、淋菌感染等，内在因素如身体虚弱、肿瘤等。

　　中医根据带下致病原因的不同，可分为实证（湿热下注）和虚证（脾肾亏虚）。实证主要症状为：带下黄色质地稠黏，有气味，阴部作痒，或灼热刺痛，小便黄赤，舌苔薄黄等。虚证主要症状为：带下清稀如水或色白如涕，量多无臭，腰部酸痛，四肢不温，神疲乏力，下肢浮肿，纳少便溏，面色无华，苔白舌淡等。

　　值得注意的是，如患者出现五色带，即带下黏稠，青、黄、赤、白、黑五色相杂，或二三色夹杂而下，兼有秽臭异常者，可能是西医学所指的宫颈癌或子宫内膜癌的征兆，患者应到医院作进一步检查，明确诊断，以免延误。

❧ 带下内服方

　　[组成与用法] 白术 15g、茯苓 9g、车前子 3g、鸡冠花 9g，加水一碗半，煎存大半碗，温服，渣再煎，早晚各 1 次，每天 1 剂，连服 3~5 剂。如赤带用白鸡冠花，白带用红鸡冠花。

[功效与适应证] 此方出自保定《中医实用效方》（1959 年版），据介绍，此方是 80 岁高龄沈筱斋老先生之效验方，曾治愈患者不胜枚举，方内药味白术茯苓健脾，车前子利湿，更以鸡冠花止带健脾，故用治带证有效。

白果治带下

白果味甘苦涩性平，功能敛肺气、定喘嗽、止带浊、缩小便。治哮喘痰嗽、白带、白浊、遗精、淋痛、小便频数；外用可治无名肿毒、癣疮、痤疮等。

白果有小毒，不宜过食。本品内服用于煎汤时，一天用量在 9g 或 10 粒左右。外用时可捣烂或切片涂患处。

白果与鸡蛋配伍应用，有敛肺气、止带浊的功效，民间常用以治疗妇女白带过多。其法如下：每次用鲜鸡蛋 1 个，鲜白果 2 枚，先在鸡蛋的一端开一小孔，把白果去壳后纳入鸡蛋内，以纸黏封小孔，放盘碟上隔水蒸熟服食，每日 1 次，连服数次。

此外，亦可采用下法：鲜白果 9g、鸡蛋 2 个，白糖适量。先将白果去壳，加水一碗煮 20 分钟，加入鸡蛋共煮，鸡蛋熟后取出剥壳，再入锅煮片刻，加入白糖煮溶化即成，每日 1 剂，分 2 次服。

值得注意的是，白果里含有白果苷，炒白果和煮白果，多食可致中毒。对此古代即有记载，近代亦屡有报告，大多发生在入秋白果成熟季节，因炒食或煮食过量所致。

对白果中毒症状及解救方法，《上海常用中草药》有介绍："多食白果中毒，可出现头痛、发热、抽筋、烦躁不安、呕吐、呼吸困难等现象。急用生甘草 60g 煎服，或用白果壳 30g 煎服。"

白带年久不愈方

[组成与用法] 石莲子 60g、煅牡蛎粉 30g，共为细末，年久者每服 3g，近得者每服 2g，用红糖水送服，每日 2~3 次，连服 5~7 天。

[功效与适应证] 此方出自陕西《中医验方秘方汇集》（1959 年版），方

中石莲子味甘涩微苦性寒，功能清湿热、开胃进食、清心宁神、涩精止泻，用于噤口痢、呕吐不食、久烦失眠、遗精、尿浊、带下。牡蛎味咸性微寒，有平肝潜阳、重镇安神、软坚散结、收敛固涩的功能，可用于眩晕耳鸣、惊悸失眠、瘰疬瘿瘤、自汗盗汗、遗精崩带等症。二味合用，其涩精止带的功效更佳，适用于白带日久不愈者。

🎋 鸡冠花治白带

鸡冠花味甘性凉，有凉血止血之功效，可治痔漏下血、赤白下痢、吐血咳血、崩中带下等症。鸡冠花有红白之分，功用相同，但习惯入药以白者较佳。

《集效方》载：妇人白带，白鸡冠花晒干为末，每日空心酒调服 9g，如赤带用红者。

《辨证奇闻》也载有治白带方：鸡冠花 30g（鲜者 90g）、白术 30g，水煎 2 剂即愈（此方可代完带汤）。

此外，民间还常用白鸡冠花、薏苡仁各 30g，加水两碗煎存一碗服用，每日 1 剂，连用 1 周，治疗妇女白带，效果颇佳。

妊 娠 恶 阻

妊娠早期出现择食厌食，轻微恶心、头晕、倦怠等症状称早孕反应，一般不须治疗，3 个月后可自行缓解。若呕吐反复发作，甚至完全不能进食者，中医称为妊娠恶阻，又称妊娠呕吐。认为是冲脉之气上逆所致。

妊娠呕吐发生后，经及时正确治疗大多数预后良好。但如恶阻严重，持续不愈，血压增高，可发展为妊娠高血压综合征，应及时住院治疗。

🎋 甘蔗姜汁治怀孕呕吐

[组成与用法] 甘蔗削皮切段榨汁 100ml、生姜洗净捣烂取汁 10ml，两者混合装入碗内，隔水烫温，每次服 30ml，每日 3 次。连服 3~5 天。

[功效与适应证] 此方为民间验方，方中甘蔗性味甘凉，具有清热、生津、下气、润燥等功效。西医学认为，甘蔗含有丰富的糖分和水分，还含有许多对人体新陈代谢有益的碳水化合物、维生素、蛋白质、脂肪、钙、铁、磷等物质，不但给食物增添甜味，还给人体增加热量和营养。生姜性味辛温，功能暖胃降逆止呕，故被唐代药王孙思邈视为"呕家之圣药"。两味合用，功能健胃、下气、止呕，用治孕妇呕吐，饮食难下，效果颇佳。

❖ 橄榄治妊娠呕吐

橄榄功能清肺、利咽、生津、解毒，治咽喉肿痛、烦渴、咳嗽吐血、菌痢、癫痫、解河豚毒及酒毒。西医学则认为，橄榄适宜妇女怀孕期间食用，因橄榄中含丰富的钙质，并易被机体吸收，孕妇服食多有益处。

民间还常用橄榄治妊娠呕吐，其法如下：取橄榄适量（如没鲜果，可用干品），将橄榄洗净去核，捣烂后加水煎服，日服 2~3 次。有理气解郁生津消积功效，适用于胃气上逆所致妊娠反胃呕吐。

催　　生

❖ 催生妙法

民国医刊《中医新生命》刊载有孔伯毅"验方丛话"有一催生法：有一灵物，名曰海龙，为催生之特效，其事甚确，其理未明。余客钦州时，同事杨迟君之妻生产，三日不得出，杨君忙迫异常。比邻为药店，其主人禤君与余善，是日遇我，因问以催生除符录外有何药平稳可用。禤君曰：催生莫善于海龙，不用服食，祇命产妇握之，即生。余问有经验否。禤君曰：即拙就经验二次，友人中亦有数人试过，可以复问，非信口开河也。余请杨君试之。杨君遂从禤君药店购海龙一条。持时有顷杨君笑跃而前，曰：确验确验，一握即产。禤君笑拍余背曰：如何如何，有谩语否。余大奇之，按海龙为介类硬骨鱼之一种，即海马之大者，产南海中，长五寸至尺余，首尾如龙而无爪牙，身长而尾直，体作方形，其头侧看似马，正看又似龙，颜色如玉，全身硬皮如环节状，密密相比，光莹耀目，其小者即海马，长一寸至四寸，有喙下垂，腹部稍粗，尾细长掷作圈形亦能催生，惟功力不如海龙之捷云。

【按语】 海龙一物，首见于清代赵学敏《本草纲目拾遗》，中有"功倍海马……催生尤捷效，握之即产"的记载，有趣的是关于海龙（包括海马）握之能催生，在近年出版的药典中都没有收录，想必是因其理未明的缘故吧。其实实践是检验真理的唯一标准，只要用之有效，便应大胆采用，至于其中机制，慢慢探讨便是。

至于妇人难产，原因不一，每因胎位不正或胎儿过大。而致横生逆产，有条件者，当可以产科手术使其安全分娩。但边远山区，医疗设备不全者，仍须依靠中医药急救。故类似海龙催生之法仍收录以此，或可济一时之急。

产 后 风

❀治产后风良方

[组成与用法] 黑豆45g，黄酒120ml。将黑豆炒熟，黄酒加热，把熟黑豆趁热放入酒内，过10分钟将黑豆取出不用，只将酒趁热服尽。

[功效与适应证] 此为民间验方，方中黑豆性平味甘，具有补脾、利水、解毒之功效，适宜妊娠腰痛或腰膝酸软、白带频多、产后中风、四肢麻痹者食用。黄酒以色泽金黄、清亮透明者为佳品，具有舒筋活血、延年益寿、加速胃肠吸收、美容等功效。二味合用，治产后中风受寒，手足麻痹，神效无比。

产 后 汗 证

产褥 1~3 天可有少量出汗，此为褥汗，属正常现象。但有不少妇女产后汗出较平时为多，尤以进食、活动后或睡眠时为甚，此因产后气血骤虚，腠理不密所致，可在数天后营卫自调而缓解。

产后汗证包括产后自汗和产后盗汗两种。若汗出过多或淋淋汗出，持续不止，动则益甚，称为产后自汗；若寐中汗出湿衣，醒来即止者，称为产后盗汗。

产后汗证多因素体虚弱，产后耗气伤血，气虚腠理不密，或阴血骤虚，阳气外越，迫津外泄而致。

❀ 枸杞子炖鸽治产后自汗

[组成与用法] 枸杞子 30g、乳鸽 1 只，食盐少许，乳鸽去毛及肚内杂物，洗净后与枸杞子同放入砂锅中，加水三碗，用文火炖 2 小时至鸽子熟烂，然后加盐调味，吃肉饮汤，每只鸽子可分早晚 2 次服完，每日 1 只，连服 3~5 只。

[功效与适应证] 此为民间用于调理产妇的佳肴妙方，方中乳鸽性平味甘咸，具有补肾、养血、滋补益气、祛风解毒的功能，对病后体弱、头晕神疲有很好的补益治疗作用。枸杞子性味甘平，功能滋肾、润肺、补肝明目。两味合用，可益气、补血，作为扶助阳气、强身壮体的妙品，适用于产后体虚及病后气虚之体倦乏力的自汗患者。

❀ 仙鹤草治产后盗汗

[组成与用法] 仙鹤草 30g、大枣 10 枚（去核），加水两碗煎存一碗，渣再加水一碗半，煎存多半碗，将二次药汁混合后，也可加入适量红糖，早晚各 1 次分服，每天 1 剂，连服 5~7 剂。

[功效与适应证] 方中仙鹤草味涩收敛止汗护阴，又具有健胃强壮作

用，对劳伤脱力效果良好，民间称为脱力草。用仙鹤草补虚治疗脱力劳伤的方法是将其与红枣炖吃，可加入适量红糖搅匀，吃枣喝汤，达到调气血、治劳伤之效。此法同样适宜产后盗汗和劳伤汗证，因仙鹤草有益力扶正之功，正气得扶，虚汗自止。

据《石恩骏临证方药经验集》介绍，仙鹤草之所以用治自汗盗汗也有奇效，是因汗血同源，仙鹤草能收血止血，故也能体现收汗止汗的作用。

　　《上海中医药杂志》（1981 年第 2 期）刊载有应用仙鹤草治产后盗汗的验案：某女，24 岁，产后咳嗽半载，潮热盗汗，气促食减，骨瘦如柴，脉细数。予仙鹤草 15g，红枣 5 枚，10 剂热退汗止：咳嗽减半，食纳有味，惟元气大伤，恐其反复，守原方加重 1 倍剂量，服药 1 个月食旺神振，面色红润，再服 1 个月诸症痊愈。

产 后 缺 乳

哺乳期产妇乳汁甚少或全无，称为产后缺乳。

乳汁的分泌与乳母的情绪、营养状况、作息等息息相关，任何精神上的刺激，如忧虑、惊恐、烦恼、悲伤都会减少乳汁分泌。此外，乳汁由气血化生，资于冲任，赖肝气疏泄与调节，若素体虚弱，气血不足，冲任不充，也会导致缺乳。

本症可分气血虚弱和肝郁气滞 2 种类型，前者治宜补益气血、通脉生乳；后者治宜疏肝解郁、通络下乳。

猪蹄花生汤治产后缺乳

［组成与用法］猪蹄 1 只、花生 60g、调料适量。先将猪蹄刮毛洗净，加水煮 30 分钟，撇出浮沫，再入洗净的花生米，用文火炖至猪蹄熟烂，加适量食盐、味精等调料食用，每天 1 只。连服 3 只。

［功效与适应证］猪蹄具有补虚弱、填肾精等功效。中医认为，猪蹄有壮腰补膝和通乳之功，可用于肾虚所致的腰膝酸软和产妇产后缺少乳汁之

症，对于女性，多吃猪蹄还具有丰胸作用。花生因有强身益寿作用，被称为长生果、长寿果。病后体虚、手术患者恢复期，以及女性孕期产后进食花生均有补养效果。花生适宜营养不良、食欲不振、咳嗽痰喘、产后乳汁缺少、高血压病、高脂血症、冠心病、动脉硬化以及各种出血性病症患者食用。本品若经常食用，适宜水煮，炸炒花生易生火气。本方猪蹄花生合用，功能补脾养血、通脉下乳，适用产后缺乳之症。

据方书介绍，单用花生通乳，效果也很好。方用：生花生60g、黄酒30ml、红糖30g，先煮花生至水色发白，再入黄酒、红糖略煎即成，分3次空腹服食，吃花生喝汤，每日1剂。有益气、通络、下乳功效，适用于产后缺乳。

产 后 回 乳

产妇因有疾，不宜授乳，或婴儿已届断乳之时（8~12个月），必须断乳，断乳过晚则乳汁成分不能满足婴儿的需要，会影响婴儿的发育，也会使母亲子宫萎缩。停止哺乳后，产妇往往因乳汁暂时不易回退而致乳房肿胀疼痛，甚至并发乳腺炎。因此需要药物帮助回乳。

麦芽是回乳妙药

民国医刊《神州医学报》刊有吴去疾"去疾医话"，中有"麦芽能治乳胀"一文：曾煌典曰：婴儿断乳后乳汁无所宣泄，乳渐膨胀欲裂，若不速消之，恐破成乳疮、乳痈等症。宜用大麦芽4两（即120g），清水四碗煎至一碗，空腹时服之，连服2日自消，且胃开能食，较之西医之用婴儿再吮，或用抽乳器抽，或用揉捏法者，胜之多矣。

去疾按：前有西医丁名全与余云岫书，谓麦芽不能治乳胀，余曾直录其说，辞而辟之。今得曾君之说，深喜其足为我张目，因转录之。医者如遇有此症，不妨试一用之也。

《陈树森医疗经验集萃》载：上海名老中医陈树森善用回乳方回乳，方用：炒麦芽 50~100g，每天 1 剂，煎汤 3 次分服，或去皮研细末，每服 15g，日 3~4 次，开水冲服，连服 6~7 天，适应于产后不哺乳或乳防发胀者。陈氏称，麦芽本为消麦面食积之药，用以回乳起始于元《丹溪心法》，清《医宗金鉴》谓"无儿食乳乳欲断，炒麦芽汤频服宜。"用本方回乳，安全有效，无任何不良反应。

《黄河医话》也介绍有山东名老中医李历城用炒麦芽回乳的经验：用炒麦芽治回乳，早在《丹溪纂要》《薛立斋医案》中有记载，一直沿用至今，为断乳之良药。然验证中，其效果全然不一，有的得心应手、效如桴鼓；有的如泥牛入海，全无消息。李氏临证摸索，认为其中存在一个药量和煎制法问题。炒麦芽断乳，取效快的关键在于用量要大。煎剂法为：取生麦芽180g，微火炒黄（注意一定要即时炒即时用），置砂锅中，加水1000ml，煎至 500ml（煎煮时间 20~30 分钟），滤出头汁，复加水 800ml，煎至 400ml 将两次煎的药汁兑在一起，分 2 次温服，服后令微汗出。近年来，李氏治疗百余人，均为 2 剂服完，即告痊愈。

急性乳腺炎

急性乳腺炎是由细菌感染引起的乳腺组织的急性化脓性感染。本病绝大部分患者是产后哺乳期的妇女，以初产妇为多见，发病多在产后第 3~4 周。中医称本病为乳痈，根据本病发生的时间、病因的不同，发于妊娠期的称内吹乳痈，发于哺乳期的称外吹乳痈，以及非孕乳期乳痈。

本病临床表现为早期患侧乳房增大胀痛，并有发热等全身症状。常分为初期、化脓期、溃破期。

马齿苋芒硝治急性乳腺炎

[组成与用法] 鲜马齿苋 100g 洗净捣烂，去渣取汁，加入芒硝 50g，同调匀，涂敷在纱布上，外敷患处，每 4~6 小时换药 1 次。

[功效与适应证] 方中马齿苋味虽为酸，但性寒滑利，既能清热解毒，凉血消肿，又能滑利大肠，临床常用于热毒血痢、里急后重及热毒疮疡等症。芒硝，味咸苦，功能泻下通便、软坚、清火消肿，主治胃肠道实热积滞、大便秘结、腹胀痰咳、目赤翳障、咽喉肿痛、口疮肠痈、乳痈、丹毒等。芒硝外用能清热消肿，常单用一味外敷治乳痈初起及乳汁不通引起的乳房硬肿疼痛。本品与马齿苋合用，消肿止痛的效果更好，适用于急性乳腺炎。

按语　据《北京中医学院学报》（1992 年第 1 期）介绍，应用此法治疗急性乳腺炎 47 例，全部治愈，其中 3 天痊愈 27 例，4 天痊愈者 14 例，5 天痊愈者 6 例。

乳痈验方

《医苑英华》刊载有清代名医傅青主的乳痈验方，兹录如下：组成：金银花 240g，烧酒 240ml，水煎服，轻者 2 剂愈，重者 3~4 剂即愈。方解：金银花，味甘气微寒，主寒热身肿，解散热毒，为外科疮肿之要药。以其味甘而气微寒，不伤胃气，故大量用之而无流弊也。烧酒性善走，通行经络，宣通血脉，行药力，开郁结，其性大热，似与疮肿不宜，然经煎熬之后，辛烈之气已失大半，借其上腾之性，浮载药力，使达上焦，故治乳痈尤宜也。

按语　《著名中医学家的学术经验》刊载有名医白清佐应用本方治疗乳痈的经验：白老善用验方银花白酒饮治乳痈。尝谓乳痈者，多主肝胃郁热，气血壅滞，以致乳络阻塞，发为乳痈。未溃者属邪实，乳房红肿疼痛，寒热交作，头痛胸闷，骨节酸楚，脉弦数。宜用大剂银花白酒饮（金银花 240g，白酒 240ml，水煎服），可期速效。或者以为用量过大，然在初期毒盛邪实，实非小剂可得而济也。而且金银花不单清热解毒，其性亦补，为治痈最善之品，白酒温散善走，能引药力直达病所，二味合和，药专剂大力强，对初期乳痈，体质壮实者，内消神速，诚良方也。

🌸 吹乳结痛方

[组成与用法] 蒲公英 15g，金银花 15g，加黄酒两碗煎存一碗，食后 1 个小时后服用，1 剂即愈，如不愈，再服，断无 3 剂不愈者，倘有脓，服此亦轻，热服取汗，仍以药渣敷患处，睡一夜即消。

[功效与适应证] 方中蒲公英性寒味苦辛，有清热解毒、消肿散结、利湿通淋的功效，《新修本草》云："妇人乳痈水肿，（蒲公英）煮汁饮及封之，立消。"记载了蒲公英善于消痈的作用，外敷可以治疗恶疮。金银花有清热解毒、消痈散肿之功，可治一切疮疡肿毒（当然包括乳痈在内），不分外疡内痈，也不论已溃未溃，均可单用或与它药配用。本方蒲公英、金银花合用，其清热消肿效果更好，可用于吹乳即早期乳痈。

 清代陈士铎《洞天奥旨》中救乳化毒汤比本方加功能补血调经、活血止痛的当归一味，据称治乳痈、乳吹初起神效，其方如下：金银花 15g、蒲公英 15g、当归 30g，水煎服，2 剂即愈，乳吹亦可用，且尤易效，加酒更妙。

🌸 乳腺炎简易验方

《江西医药》（1961 年第 5 期）载有《妇女乳腺炎简易疗法》：我蒙友人传授一简易验方，治疗乳腺炎功效卓著，曾以此医治很多患者，皆收到良好的效果。方剂：用露蜂房 15g，置于瓦上用炭火煅成焦黄色，研为细末，以黄酒 120ml 调和吞服。患者服后约 15 分钟，局部疼痛即可减轻或消失。一般初起炎症一服即可痊愈，较重者最多不过三服。但对于炎症已久而有化脓者则效果不显。

 露蜂房又名蜂房，是蜜蜂所建的巢穴，性平味微甘，有解毒疗疮、祛风除痹、补肾壮阳、祛痰止咳之功，临床常用治痈疽恶疮、发背瘰疬、风湿性或类风湿关节痛、遗尿失禁、痰嗽久咳等病症。

阴肿、阴疮

阴肿，指妇人外阴部位出现肿胀，或发红，或浸肿，或并发疼痛，严重者多有渗出物。本病发生于多种外阴疾病，但以炎症为多。

阴疮，即妇人阴户生疮，外阴红肿热痛，或兼瘙痒，或积结成块，或化脓腐烂，脓水淋漓，形成溃疡，如虫蚀状，故又称为"阴蚀疮"，相当于西医学非特异性外阴溃疡、前庭大腺炎脓肿溃破、外阴肿痛继发感染等疾病。

阴肿生疮方

［组成与用法］枸杞根30g、蛇床子30g，加水3000ml，煎20分钟，去渣取汁，倒盆中，待温后浸洗15~20分钟，渣再加水煎洗，每天1剂，浸洗2次。

［功效与适应证］方中枸杞根即地骨皮，据《中医临床家·胡天雄》介绍，地骨皮性味苦寒，常用有二：退伏热以除蒸，清肺而定喘。此外，尚可祛风热以止痒，则不甚为人所注意。蛇床子味辛苦性温，《神农本草经》记载：主妇人阴户肿痛、男子阳痿、湿痒、除痹气、利关节。二味合用治妇人阴肿生疮。

按语 据明代《奇效良方》介绍：治阴肿生疮，亦可单用枸杞根一味（每次用量30~50g）煎水多洗。

马齿苋青黛治阴部湿疮

［组成与用法］鲜马齿苋120g捣烂，加入青黛30g，再捣成糊，敷疮上，痛痒即止（上药捣糊时可加醋、水适量，如药糊容易干落，用蜂蜜适量调敷亦可）。外用药同时，配合内服八正散（中成药）以清热泻火。

［功效与适应证］方中马齿苋性寒味酸，功能清热解毒、凉血止痢，多

用于热毒血痢、热毒疮疡、崩漏便血等。青黛味咸性寒，功能清热解毒、凉血止血、清肝泻火，主治温病、热毒斑疹、衄血、咯血、肝热惊痫、肝火犯肺咳嗽、咽喉肿痛、丹毒、痄腮、疮肿、蛇虫咬伤等。二味合用，功能清热解毒、凉血消肿，适用于妇人脐下小腹连阴遍生湿疮，痒且痛，大小便涩出黄汁者。

阴痒（阴道炎）

女性外阴及阴道瘙痒不堪，甚则痒痛难忍，坐卧不安，或伴有带下增多等，称为"阴痒"，亦称"阴门瘙痒"。中医认为阴痒多因肝经湿热和肝肾阴虚所致。西医学认为，本病以滴虫性阴道炎、霉菌性阴道炎、老年性阴道炎和外阴白斑等所致，其中滴虫性阴道炎引起的外阴瘙痒尤为常见。治疗本病可采用内服、外洗、阴道纳药等法，其中后两种用药直接，奏效迅速，临床最为常用。

❧ 紫草治阴道炎

［组成与用法］紫草 100g，加水 3000ml，煎 25~30 分钟，去渣取汁，倒入盆中，待温坐浸 10 多分钟，渣可再煎 1 次，每天 2 次。连用 3~5 日即可。

［功效与适应证］方中紫草味甘苦性寒，有清热解毒、活血凉血及透疹医疮之功，临床常用治血热毒盛、斑疹不透、疮疖、湿疹、皮炎、阴痒、烫伤等症。

《中医杂志》（1996 年第 2 期）介绍：吴革等用紫草治疗阴道炎患者 61 例，治愈者 58 例，治愈率为 95%，一般用药 5~7 天。

此外，紫草炼制成紫草油，可用以治疗各种皮肤病，其方如下：紫草 90g、香油 150ml，先将香油放砂锅中小火烧热，将紫草倒入炸焦后，待凉后去渣取油倒入小口玻璃瓶中贮存，用时先将患处洗净，再用棉球蘸紫草油涂于患处，每天 2~3 次。

狼牙（狼毒）汤治阴道滴虫病

狼牙汤出自汉代医圣张仲景的《金匮要略》：少阴脉滑而数者，阴中即生疮，阴中蚀疮烂者，狼牙汤洗之。

狼牙汤方：狼牙三两（9g），上一味，以水四升，以绵缠筋如茧，浸汤沥阴中，日四遍。

这段文字，被认为是医学史上第一次描述了阴道滴虫症，并给出了有效的治疗方药。但方中狼牙一物，虽明代李时珍《本草纲目》也收载了"狼牙"并有附图，但宋代以后方书和明代以后的本草，狼牙之名甚为罕见，因此有人提出以"狼毒"代之。如清代吴谦《医宗金鉴》中的狼牙汤下有注释："狼牙"非狼之牙，乃狼牙草也，如不得以狼毒代之亦可。近代以来，后人采用仲圣的狼牙汤，都是以狼毒代之，也都取得满意疗效。

据本草记载，狼毒，性平味苦辛，有大毒，其基本功效有蚀疮杀虫、破积散结、逐水祛瘀，多用于皮肤顽癣瘙痒、各种结核及水肿膨胀、虫积冷积腹痛等。采用本品治疗滴虫病，大多单味使用，也有配伍他药者，用量一般15g，也有重用30~50g者。

《河北中医》（1988年第5期）刊载有应用狼毒汤治疗滴虫性阴道炎的经验及验案：取狼毒50g，布包裹，加水300ml煎成150ml药汁，趁热熏洗阴部，并用消毒棉球蘸干净的药水后将棉球塞入阴道，每天换药4次。验案：某女，34岁，于1984年生第二胎后，白带逐渐增多，呈脓性，腥臭味，外阴和阴道瘙痒，时有疼痛，经妇科检查，诊断为滴虫性阴道炎，以此法治疗，药用7剂，痒告止，痼疾霍然而愈，迄今未复发。

盆 腔 炎

盆腔炎的范围包括盆腔生殖器官（子宫体、输卵管、卵巢），及盆腔腹膜与子宫周围的结缔组织（又称蜂窝组织）的炎症，多见于已婚的妇女，是一种常见的妇科疾病。可分急性、慢性两种。

急性盆腔炎：多有流产、分娩、妇科手术史、月经期性生活史、腹腔内其他脏器感染史（如阑尾炎），表现为寒战、高热，下腹剧痛、腹胀，痛感向大腿放射，食欲不振，头痛，有腹膜炎时，可伴有恶心、呕吐、腹胀、腹泻，有时还有尿频、尿痛、排尿困难，大便困难等，白带增多，有臭味。

慢性盆腔炎，一般由急性盆腔炎未得到很好的治疗转变而来。其主要临床表现为患者常觉下腹部及腰骶部反复出现程度不同的时轻时重的疼痛，多为胀痛、坠痛和牵引痛，月经期疼痛加重，并伴有白带增多、尿频、低热、乏力等症状。

❧ 丹参治盆腔炎

[组成与用法] 丹参30g，加水两碗，煎存一碗，代茶饮用，每天1剂，连服5~7剂。

[功效与适应证] 方中丹参味苦性微寒，功能活血祛瘀、调经止痛、养血安神、凉血消痈，主治妇女月经不调、痛经、经闭、产后瘀滞腹痛、心腹疼痛、癥瘕积聚、热痹肿痛、跌打损伤、热入营血、烦躁不安、心烦失眠、痈疮肿毒等。本品代茶常服，可用于盆腔炎。

　　丹参功能活血祛瘀，故临床每用以调经，清代《单方歌》有丹参调经方，并有歌诀：妇女经痛有灵方，丹参五钱煮片糖，煎成随意当茶吃，疏通水道自平康。方中片糖为红糖制成，具有益气、缓中、化食之功，能够健脾暖胃，还有止疼、行血、活血、散寒等功用。民间经验，如妇女行经不利、腰及小腹痛、月经暗红有血块等，喝些红糖水有显著效果。片糖与丹参配合（每次用量丹参15g、片糖10g，水煎服），不失为调经的简便良方。而盆腔炎，每有腹痛（月经期加重）等症状，故用丹参调经止痛，自收良效。

❧ 荔枝核治盆腔炎

[组成与用法] 荔枝核30g，打碎后加两碗水浸泡10分钟，然后放砂

锅中煮 20 分钟，存一碗水，去渣取汁，待温加入蜂蜜 30ml，拌匀后分 2 次（早晚各 1 次）服，每天 1 剂，连服 5~7 剂。

[功效与适应证] 方中荔枝核味甘微苦性温，功能理气止痛、祛寒散滞，主治疝气痛、睾丸肿痛、胃脘痛、痛经及产后腹痛。蜂蜜味甘性平，有补中润燥、解毒止痛之功效。二味合用，功能理气利湿止痛，主治各类慢性盆腔炎下腹及小腹两侧疼痛不舒，心情抑郁，带下量多等。

马齿苋治盆腔炎

[组成与用法] 鲜马齿苋 100g，洗净捣烂去渣取汁，加入鸡蛋白（去黄留白）2 只调匀后，放碗碟中隔水蒸熟后 1 次服下，每日 1~2 剂，连服 5 天。

[功效与适应证] 此方用于治赤白带下，不问老稚孕妇。方中马齿苋酸寒，能清热解毒、散血消肿、止痢通淋；鸡蛋白味甘性凉，能清肺利咽、解毒清热。二味合用，功能清热解毒、利湿止带。对湿热下注，带黄阴痒者宜服。经验证，此方不但可用于妇女带下病，还常用于慢性盆腔炎。

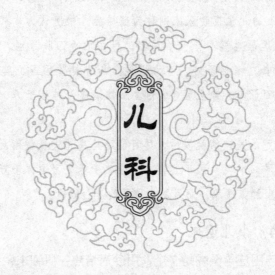

儿科

小 儿 遗 尿

　　小儿遗尿是指小儿夜间常不自觉的尿床，如发于 5 岁以下的小儿并非病象。5 岁以上的儿童夜晚尿床则称为遗尿症，中医认为本病的发生多由肾气不足或脾肺气虚等类型。肾气不足者，患儿怕冷四肢不温，腰腿酸软，经常遗尿，小便清长，精神不好，智力迟钝。治宜补肾固涩。脾肺气虚者，睡眠遗尿，但尿频而量少，兼见面色㿠白，形体消瘦，神疲无力、自汗或盗汗。治宜补益脾肺。

　　应当注意的是，傍晚以后，尽可能不给患儿进食稀粥汤类及其他饮料，临睡前关照排尿，半夜唤醒小儿排尿，让孩子养成习惯，千万不要歧视和打骂孩子，否则只会加重遗尿，而且影响孩子的身心健康。

❧ 桑螵蛸治小儿遗尿

　　[组成与用法] 桑螵蛸 7 个，用砂锅焙焦，研细末，白糖适量兑开水调服，临睡前服，每天 1 剂，连服 3 剂。

　　[功效与适应证] 此方出自清代《便易简效方》，据云服之立愈。方中桑螵蛸性平味甘咸，有补肾助阳、固精缩尿之功，临床常用于肾虚所致的遗精、滑精、小便频数、小便失禁及小儿遗尿等症，尤为治遗尿的要药。

　　福建《中医验方》（1959 年版）载有小儿遗尿方：桑螵蛸 15~30g，猪小肚 1 个，加水两碗，米酒一碗，文火炖烂，喝汤吃猪小肚，每天 1 剂，连服 2~3 剂。

❧ 遗尿验方

　　《民间药与验方》（1950 年版）载有遗尿验方：用小猪脬 1 个，放瓷罐中煮熟，不加食盐，淡食，一服即效，营养不良的儿童，则一度制止后，仍有再发可能，可再服之。

按语　所谓小猪脬，就是猪的膀胱，俗称猪胃为猪脬，膀胱的组织属平滑肌，形略似胃而小，故称，其所以有治遗尿的功效，其原理与现代的脏器疗法相同。

小 儿 腹 泻

　　腹泻是小儿常见病，尤以 2 岁以下的婴幼儿多见，好发于夏秋季节。小儿腹泻的主要症状是大便次数比平日增多，甚至每日 10 多次，大便呈蛋花水样，夹有少量残渣及黏液，不腥臭，并伴发热，轻度呕吐等全身症状。

　　本症属于西医学所称的消化不良、肠炎范围，主要是由大肠埃希菌及肠道病毒引起。中医认为此病多因外感暑湿、内伤乳食、肠胃素弱、运化失常所致。由于脾胃虚弱、消化不良、水谷不能化生精微，营养身体，反而为湿为滞，阻于肠胃，清浊不分形成泄泻。治法则以消滞清肠、调补脾胃为主。

山药治小儿脾虚泄泻

　　[组成与用法] 干山药切片 300~500g，放砂锅中炒黄，研末，每次 10~20g，调入米粥内食，可加适量白糖调味，每天 2~3 次。

　　[功效与适应证] 方中山药味甘性平，功能补脾、养肺、固肾、益精，可用于脾虚泄泻、食少浮肿、消渴、遗精、带下、肾虚尿频。外用治痈肿、瘰疬。本品一般生用，但用其健脾止泻和补肾固涩时可炒黄用。用治脾虚乏力、食少便溏，可单味研粉或制成山药粥常服，亦可配合其他药物同用。

按语　《浙江中医杂志》（1991 年第 2 期）有陈富、王桂如应用山药治疗婴幼儿泄泻的介绍：组成：生山药 500g，白糖 30~50g。用法：将山药研成细末，过细筛，取山药粉 50g 左右，置搪瓷缸内加适量凉水调匀，放置火上加热，时时搅拌，待 2~3 沸后，即成稀糊状，加少许白糖，每天服 4~5 次。若是婴儿可适当调稀，频频饮之。功效：补肺气、益脾阴、收涩止泻。适应证：婴幼儿大便稀薄，如夹有不消化的食物残渣，每天数次至数十次，呈黄色或黄绿色，或有少许黏液，伴有纳食不振，面色萎黄，轻度呕吐，舌淡苔白，脉缓而弱，指纹色淡。疗效：共治 22 例，全部治愈，一般服药 4~5 天即可明显见效乃至痊愈。

体会：腹泻是小儿科常见病，尤其是每年秋季广泛流行，治疗非常棘手。小儿服药困难，山药甘平为寻常服食之物，以之作粥，少加白糖调和，小儿必喜食之。本方药味虽少，然效专力宏，熔益气养阴、健脾除湿止泻于一炉，对治疗泄泻可谓药证合拍，丝丝入扣。

车前草治小儿急性腹泻

车前草味甘性寒，《燕山医话》载有曲溥泉"野菜妙用"一文对车前草有这样的介绍："车前草，俗名道道车，房前屋后，路边村头，到处皆有，暮春或初夏，乡人采其较嫩鲜叶放入开水一焯，挤净水分，切碎为馅，作蒸包或菜团食之，亦颇有一番滋味，此草清热利湿解毒，鲜者尤佳。"

此外，民间常用本品煮粥治疗小儿急性腹泻。其法：取鲜车前草 30g（干者量减半），洗净切碎，加水三碗煮 20 分钟后去渣取汁，加入洗净的粳米 50g，熬煮成粥，待温服用，可加适量白糖调味。本方能清热祛湿利尿，可用于小儿急性腹泻且小便少者。

按语　《黄河医话》载有杨高和"用车前草治疗小儿腹泻"一文：小儿腹泻，水样便一日数次，重者十几次，若不及时治疗，可转为慢脾风，或导致气脱液竭的危候。其病理是外感风寒，内伤饮食，脾运失常，清浊不分而发病。治疗当健脾利湿止泻。中医有"治湿不利小便，非其治也"之说，遵此理论，1978 年我用鲜车前草一味水煎服，治愈 40 多例小儿腹泻。近几年按此法共治疗 2117 例，总有效率 97.26%，其中 12 小时以内止泻者占 44.78%，12~24 小时以内止泻者占 46.62%，2000 多例无一例出现液脱气竭等恶化现象（仅 3 例出现轻度皮疹）。

小 儿 腹 痛

定痛法治小儿腹痛

清代《简便良方》载有治疗小儿腹痛的定痛法，简易可行：凡小儿胸中胀闷，脐腹疼痛，一时不能得药，用食盐一碗，炒极热，布包在胸腹从上熨下，冷则又炒又熨，痛定乃止。

 因受寒引起的腹痛、胃部冷痛以及妇女经期下腹冷痛，均可采用此法，将食盐炒热后装入布袋，热熨腹部，有散寒止痛的功效。

小 儿 疳 积

疳积又名疳证，是小儿常见的一种慢性功能性消化系统疾病，各年龄皆可发病，尤以1~5岁小儿为多。其发病原因多因小儿气血未充，脏腑娇嫩，如长期恣食生冷肥甘，或大病之后，气血消耗，调养不当等使水谷停滞，伤及脾胃，引起运化迟滞而生积热，日久失治所致。本病症见全身虚弱、羸瘦、面黄、发枯、食欲欠佳，或生长发育缓慢等。

小儿疳积秘方

清代小说《镜花缘》第三十回介绍有一治小儿疳积秘方，该方为唐敖见通使之女兰音，自小得疳积之症，久治不愈，动了恻隐之心，乃将专治小儿疳积肚腹膨胀的家传秘方告之。此方殊觉简便，兹录于下：用雷丸5钱（15g）同苍术2钱（6g）煮熟，将苍术去了，只用雷丸去皮炒干，使君子去壳用肉5钱（15g）炒干，共研细末，分作六服，俟小儿吃饭时，用鸡蛋一二个打破去壳，用药末一服，放入碗内搅匀，照常加油盐葱蒜等物煎炒，给小儿吃了，每日2服，不过数日，虫随大便下来，自然痊愈。总而言之，凡小儿面黄肌瘦，肚腹膨胀，大约总因停食日久不化，变为虫积，雷丸、使君子最能杀虫，故能立见其效。

按语 民国医刊《明日医药》（1936年2卷3期）刊登有名医叶橘泉"单方汇报"小儿虫痞方：雷丸5钱（用苍术煎浓汁浸透），炒使君子肉5钱。用法：以上诸药共研细末，密贮瓷瓶。用法：小儿腹胀时痛，欲食，食则胀，面黄肌瘦，腹大。每服药末2钱（6g）和入鸡蛋1个内，用葱油盐炒食之，1日2~3次，其虫自下，服完病愈。

清代《单方歌》亦载有此方，但少使君子，有歌诀：虫积腹痛面皮黄，雷丸（5钱）苍术（3钱，研末分作）四服尝，每只鸡蛋合服药，香油煎饼服之良。（用法为雷丸15g、苍术9g，共研末，分为4份，每份药配鸡蛋1只，搅匀后用香油煎饼服食，每次1份。）

小儿健脾散

民国医刊《验方集成》载有张平权介绍的小儿健脾散一方：此方为秦仲宣先生所秘传，时余设小药肆于梓里，专传此药，药效确实，附近村落购服者，每年不下千计。茯苓、莲肉、芡实、苡仁、山药、白米炒黄，共为散末，用白糖少许，散药二钱（6g），加水搅匀，饭上蒸一二小时取服，或取开水调服亦可，但效力不如前法之宏。主治：小儿面黄肌瘦，发萎黄耸立，不思饮食，腹泻下而不痛，其泻物如水液，色淡黄，臭臊难闻（以泻为主症）。功效：服此散稍久，即见颜面好转，泻即止，若长服可长肌肉。

锅宜丸

锅宜丸：治小儿面黄体弱，脾虚痞积，食积停滞等证。功效：去积消痞。饭锅巴1500g，神曲（炒）、山楂（炒）、莲肉各120g，砂仁60g，鸡内金（炙）30g。共研细末，白糖作饼，烘干常常食之。

小 儿 夜 啼

　　小儿夜啼是指婴儿白日嬉笑如常而能入睡，入夜则啼哭不安，或每夜定时啼哭，甚至通宵达旦，少则数日多则数月。本病是婴幼儿常见病症之一，多见于6个月以内的婴儿。

　　婴儿无故啼哭不止，首先要寻找原因，是否有饥饿、过饱、闷热、寒冷、虫咬、尿布浸渍、衣被刺激等，除去引起啼哭的原因，啼哭自然不药而愈。如排除上述原因外，仍出现夜啼不止者，中医认为，其发病原因，多为心肝两经蕴热所致，治宜清泻心肝两经蕴热为主。

❀ 蝉蜕治小儿夜啼

　　蝉蜕性味甘寒，功能疏散风热、透疹、明目退翳、息风止痉，临床常用于外感风热及温病初期，发热头痛；麻疹初期，疹出不畅；因肝经风热引起的目赤、目翳、多泪、耳鸣；小儿夜啼；破伤风等。

　　《名师讲中药》载："蝉蜕也是治小儿夜啼的要药，婴儿夜啼、烦闹而无器质性感染性疾病者。用蝉蜕适量，水煎加糖，睡前喂服，即可安然入眠。其主治夜啼，结合现在的认识，乃是安神作用，所以现在临床上有用蝉蜕治疗失眠多梦者。"

　　清代《单方歌》有歌诀："小儿夜啼不住音，蝉蜕薄荷煎服妙。"

　　清代《简便良方》亦载有夜啼不止方："蝉蜕五个去头足，研末，薄荷煎水调服。"

　　《四川中医》（1989年第2期）有婴儿夜啼的经验介绍：取蝉蜕5~7只，去足洗净，水煎取汁约100ml，稍加白糖，装入奶瓶，待温后分3~5次喂完。此法治疗夜啼，大多在3天内见效，捷者可当夜熟睡到旦。

　　《江苏中医》（1995年第11期）亦载有马仁智应用蝉灯饮治疗婴儿夜啼的经验：方药及用法：净蝉蜕3g、灯心草3g，每日1剂，水煎分3~4次喂服，连服2~3剂，服3剂后不愈者，视为无效。一般服药1剂即见明显疗效。

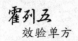

服药当晚啼哭次数减少，每次啼哭时间亦较以往明显缩短。25 例中，23 例治愈，1 例初诊后未有复诊，愈否不详；1 例肝炎患者，初诊取药 2 剂，于第 2 天住进他院专科治疗。23 例治愈患儿，服药 2 剂而愈者 15 例，服药 3 剂而愈者 8 例。方中蝉蜕，性甘寒，归肺、肝经，有疏散风热、息风止痉等功效；灯心草，性甘淡寒，归心、肺、小肠经，有清心降火、利水通淋等功效。二药均为气味清轻之品，尤宜于婴儿病后体弱，余热未尽，虚烦不寐，惊哭夜啼之症。

小儿相思症

巧治小儿相思症

清代魏之琇《名医类案续编》卷之四十七，载有治小儿相思症验案三则：

薛东明治王生子周岁，忽不乳食，肌肉消尽，医疑为疳。蒋曰：此相思症也。众皆嬉笑之。蒋命取平时玩弄之物，悉陈于前，有小木鱼，儿一见喜笑，疾遂已。

（注：此案之医者应为蒋晓之误，因文中下面均称医者为蒋姓，六十年代《江苏中医》刊登过江苏明朝的名医录，便有蒋晓的这一验案，并录之以待考证。蒋晓，明代江苏丹阳人，世业医，偶有黄冠卖卜于市，自称味元子，晓从之游，得其保幼一编，治疾奇验。有王生者，子周岁，忽不乳食，肌肉尽削，医疑为疳。晓曰："此相思症也。"众皆嗤笑之。晓命取儿平时玩弄之物，悉陈于前，有小木鱼，儿一见，喜笑，疾遂已。）

万密斋治胡三溪子，岁半。日入后忽啼不止。时七夕也。三溪招万饮。已而报儿啼甚，请入视之。无病也。饮未竟，其室人以儿故，语相侵；三溪强再视，细察之，实无病。无病而哭，必心有所欲，不能言也。乃问曰：此儿今日所喜弄者何物？乳母曰：马鞭子。即令取至，乃笑而持之，击其乳母，不复哭矣。于是畅饮而罢。明日有问者。曰：此小儿害相思病也。

可以为案。

一儿半岁，忽日惨然不乐，昏睡不乳。万曰：形色无病，将谓外感，则无风寒之症。将谓内伤，则无乳食之症。此儿莫有所思。思则伤脾，乃昏睡不乳也。其父母悟云，有一小厮相伴者，吾使他往，今三日矣。乳母亦云：自小厮去后，便不欣喜，不吃乳。父急命呼之归，儿见其童嬉笑。父曰：非翁妙术，不能知也。

人有七情六欲，小儿虽小，自亦难免，只是口不能言，不能表达而已，案例中蒋、万两位医者，可谓有大智慧之士，不然不会仅凭患儿的行为表现就能独排众议，作出正确的治法。霍老先生认为这些案例都是后学者临床之时的很好借鉴，也是对药王孙思邈的座右铭"胆大心小、行方智圆"的最好注释。

小 儿 麻 疹

麻疹是小儿时期的一种常见的由麻疹病毒引起的发疹性传染病，好发于冬末春初，尤以6个月至5岁的小儿易患，病后多获得持久性免疫。

本症发病初期颇似感冒，有轻度发热、咳嗽、流泪，在口腔内出现麻疹黏膜斑，发热3~4天后开始出疹子，先从耳后、颈部开始渐及面部，然后自上而下的遍及全身，疹形呈红色斑丘疹，大小不一，边缘清楚，一般2~3天可出齐，然后按出疹顺序自上而下自行消退。

本症一般分为初热期（疹长期）、出疹期、疹回期三个阶段。

初热期：发热，体温逐渐升高，咳嗽流涕，泪水汪汪，口颊先出疹斑，舌苔薄白或微黄，脉浮数，宜宣毒透疹。出疹期：疹点密布躯干四肢，高热烦躁，咳嗽较重，舌红苔黄，脉搏洪数，宜清热解毒。疹回期：身热下降，疹点回收，咳嗽口干，舌红，少苦苔，或有潮热，宜养阴清热。

测候麻疹歌诀：麻疹将出有先兆，恶风怕冷身大热；眼光如水泪汪汪，喷嚏呵欠鼻涕出；眵多睛赤腮颊红，饱闷声哑频频咳；烦躁惊悸指尖冷，口内先现小斑赤；或吐或泻胃不可，大便溏兮小便涩；熟此歌诀临麻疹，见微知著能报测。此歌诀为霍老先生当年阅览方书时，见其朗朗上口，把小儿麻疹的各种证候叙述无遗，有助于后学者，而随手记下，其出处，有待查考。

小儿麻疹患者的日常饮食，该如何调理，是患者家长颇为关注的问题。《常见病的饮食疗法》对此有较为详尽的介绍，兹录如下：发热期：以流质、半流质饮食为好，如米汤、稀粥、藕粉、面条、果汁、菜泥等清淡食物，既容易消化，又能补充液体。热退后，应及时给高热量、高营养饮食。如鱼汤、肉汤、豆浆、奶类，新鲜蔬菜和水果。以补充发热期间所损失的营养物质。恢复期间如有余热未尽者，可给百合、莲子、山药粥等，以养阴清热，补充阴液。

❧ 香菜功能透疹

[组成与用法]香菜1把（约200g），洗净，先用锅加水400ml烧开，然后将香菜放入，煮一二沸即可，将水倒入脸盆中，趁热以熏手足，待温后用小毛巾蘸汤拭洗胸背，使出微汗。

[功效与适应证]此方为民间用于麻疹初期尤其是透发不快者的验方。方中香菜，性温味辛，具有发汗透疹、消食下气、醒脾和中之功效，临床常用于麻疹初期透出不畅、食物积滞、胃口不开等。据现代药理研究，香菜的特殊香味能刺激汗腺分泌，促使机体发汗、透疹。

据《饮食宜忌大全集》介绍：小儿麻疹及风疹透发不快、流行性感冒流行传染期和已患有流感的人食用香菜好处多，可起到预防和治疗效果。（疹出初期，可用鲜香菜30g，煎汤代茶内服，每日数次。）

香菜性温，因热毒壅盛而非风寒外来所致的疹出不透者忌食。小儿麻疹透发后不能食用。

按语 《吉林省中医验方秘方汇录》（1959年版）收载的治疹不透方：用葱白、香菜各1把，加水、酒适量煎，用苎麻蘸汁遍身擦之即透。

❧ 胡萝卜荸荠治麻疹初起

[组成与用法]胡萝卜100g、荸荠100g，将胡萝卜削皮切段，荸荠削

皮，共洗净，加水两碗，煎存一碗，代茶频饮，每天1剂，连服2~3剂，以疹透为度。

[功效与适应证] 方中胡萝卜性平味甘，具有润燥明目、降压强心、健脾和胃、清热解毒、降气止咳、透疹、抗过敏等作用。荸荠，性味甘平，具有清热止渴、利湿化痰、降血压等功效。二味合用，功能清热解毒、养阴生津、透发麻疹。可用于小儿麻疹初起。

❧ 甘蔗荸荠治麻疹咳嗽

[组成与用法] 红皮甘蔗60g，荸荠60g，将甘蔗连皮劈开切段，荸荠削皮洗净，加水三碗，煮存一碗半，代茶频饮，每天1剂，连服3~5剂。

[功效与适应证] 方中甘蔗，性味甘凉，具有清热、生津、下气、润燥等功效，清代名医王孟英《随息居饮食谱》称之为"天生复脉汤"。本品与善能清热止渴、利湿化痰的荸荠合用，对小儿麻疹咳嗽效果颇佳。

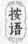 按语　对小儿麻疹出齐后的低热不退，可将上两方合并使用，方用：荸荠50g（削皮）、甘蔗100g（切段）、胡萝卜50g（削皮）加水2000ml，煎1小时，去渣取汁，代茶频饮，每天1剂，连服3剂。

小 儿 水 痘

水痘是由病毒引起的急性传染病，是以发热和身上起向心性疱疹为临床特点。本病多发生于冬春季，传染源是患者和带毒者，通过飞沫进行传染。因此，水痘的病情虽然大多和缓，但早期的患儿传染性较大，所以要早隔离。

本病初起时发热、食欲不振、咳嗽、轻度腹泻，发热的同时或1~2日后，头面部和发际皮肤出现红色斑疹，数小时后变成丘疹，再过数小时变成内含透亮液体的小水疱，称为疱疹，有痒感，接着在躯干和四肢部位也渐次出现，但以头面和躯干较多，四肢近端较少，呈向心性分布，1~3天后疱疹从中心开始枯干凹陷，然后结成痂盖而脱落，一般不留瘢痕，一次患病后可获终生免疫。

中医认为本病是由于湿毒内蕴，外感风热所致。治疗原则以透表清热，解毒祛湿为主。

❀ 水痘初起方

[组成与用法] 板蓝根15g、金银花10g、甘草3g，加水一碗半，煎存多半碗，去渣取汁加入冰糖适量，代茶频服，每天1剂，连服3~5剂。

[功效与适应证] 方中板蓝根性寒味苦，有清热、凉血、解毒、利咽之功，可用于温毒发斑、高热头痛、大头瘟疫、丹毒、痄腮、喉痹、疮肿、水痘、麻疹等。现在发现其有较强的抗病毒作用，故适用于感冒、肝病等病毒性疾病。金银花甘寒，功能清热解毒，主治温病发热、热毒血痢、痈肿疔疮、喉痹及各种感染性疾病。甘草性平味甘，生用有清热解毒的作用，治疗疮疖肿毒，常配合金银花使用。三味合用，功能清热凉血解毒，对一切病毒感染引起之发热有显著效果。但如水痘初起，症状较轻者，亦可只用金银花、甘草二味煎水内服。

❀ 青果芦根治水痘

[组成与用法] 青果10枚（捣碎）、芦根30g（切碎），加水两碗，煎存一碗，去渣取汁代茶饮用，每天1剂，连服3~5剂。

[功效与适应证] 方中青果性味甘酸涩平，具有清热解毒、化痰消积的功效，因其可治疗咽喉肿痛，凡咽部有异物感、疼痛、肿胀者，均可用为要药。芦根，味甘性寒，功能清热生津、除痰止呕、利尿、透疹，主治热病烦渴、胃热呕哕、肺热咳嗽、热淋、麻疹等。二味合用，具有清热解毒、生津利咽的功效，适用于水痘初起，发热，咽红疼痛等症。

❀ 薏苡仁粥治水痘

[组成与用法] 薏苡仁30g、粳米60g，将2味淘洗干净，放入锅中，加水三碗，先用大火煮开，再改用小火熬成稀粥，每日2次，可作为主食。每天1~2剂，连服3~5日。

　　［功效与适应证］薏苡仁性味甘淡平和，功效健脾胃、益肺肾、利水湿、消肿毒，食用是养生保健之佳品，医用乃疗疾治病之良药。

　　本品清利湿热宜生用，健脾止泻宜炒用。作粥食用，具有祛风湿、消水肿、止痹痛的功用，适用于小儿水痘，可作为水痘患儿的辅助疗法。

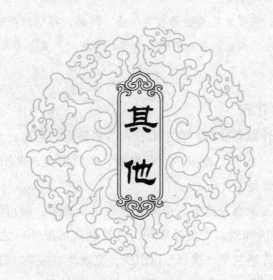

其他

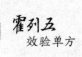
异 物 鲠 喉

异物鲠喉属于喉科急症，其中又以鱼刺、鸡鸭细骨等骨鲠为多见，多因吃食不慎引起，主要表现为咽部有异物感、疼痛，吞咽时更甚，如情况严重时，还可造成出血。本症轻者可用中药治疗，但情况严重者应考虑手术取出，以防病情加重。

❀ 贯众治骨鲠

贯众，性微寒味苦、有小毒，有清热解毒、凉血止血之功，临床常用治湿热疮毒、痄腮、血痢、妇女崩漏、产后出血、虫积腹痛等症。此外，本品还是治骨鲠的良药。

宋代《是斋百一选方》记载有这么一个故事：滁州蒋教授名南金，顷岁因食鲤鱼玉蝉羹，为鱼骨所鲠，凡治鲠药如象牙屑之类，用之皆不效。令服此药，连进三剂，贯众不以多少，煎浓汁一盏半，分三服并进，（贯众一名管仲）至夜一咯而出，戏云管仲之力也。

元代《世医得效方》载："以贯众浓煎一盏半，分三服连进，片时一咯而骨出。"

民国《丹方精华》亦载有治鱼骨鲠喉方："贯众焙枯研末，每服 3~6g，煎浓汤，含口中缓缓咽下立愈。"

按语 经验证，贯众对肉类鲠喉亦有相当疗效。《浙江医学》（1961年11、12号）介绍有应用贯众治牛肉鲠塞的验案：某女，年21岁，因就餐时吃了一块牛肉，未经细嚼，即行咽下，鲠塞于食道上段，滴水难入，经当地医院治疗无效，送来本院治疗，初采用注射阿托品，企图以胃管插入食道将牛肉推送入胃，又失败。后采用中药贯众汤（贯众 9g，加水 300ml 煎成浓汁 50ml）含咽，开始一点也咽不下，经 1 小时左右将第一服 50ml 药液咽完，已能微饮热水，次日进半流质饮食。续服一剂，已能吃软食，至第 6 天能进普通饮食，钡餐造影证明食道通畅无阻，至第 7 天出院。

✿ 橄榄治鱼骨鲠

橄榄性味甘涩酸平，功能清肺利咽、生津止渴解毒，治咽喉肿痛、烦渴、咳嗽吐血、菌痢、癫痫、解河豚毒及酒毒。

橄榄入药以鲜品（青橄榄）为佳，如因不属季节、产地等原因，可用加工好的甜、咸橄榄代替。

橄榄果及核都是治疗鱼骨鲠喉的良药，历代本草及方书多有记载。《本草衍义》载：橄榄"嚼汁咽治鱼鲠"。《本草纲目》载：橄榄核"磨汁服，治诸骨鱼骨鲠"。《验方新编》载："橄榄研烂，水冲连渣服，如无鲜者，即用橄榄核磨浓汁多饮亦效。"《寿世简便方》载："鱼骨鲠，橄榄含嚼二三枚，即愈。"

上述用法，大同小异，《中医实用效方》介绍的橄榄散则是依据《验方新编》所载之法化裁而来，效果显著，兹录如下：主治：鸡骨鱼刺，鲠阻咽喉。处方：橄榄核 30g，梅片 1.5g。制法：先将橄榄核焙焦研细面，再加冰片合研即成。用法：每次用 0.3g，吹患处，经 30 分钟骨即软化疼止，一次不效，再次，最多不过三次即愈。

鸡　　眼

鸡眼是一种多见于足底及足趾的角质增生症，呈灰黄色或蜡黄色，系足上较突出部分的皮肤长期受压或摩擦，发生局限性角质增厚，其尖端逐渐深入皮层，圆形基底裸露皮外，坚硬如肉刺，行走时因鞋过紧或脚部先天性畸形，长期重心固定，使尖端压迫神经末梢，产生疼痛。

✿ 乌梅治鸡眼

[组成与用法] 乌梅肉（捣烂），醋（少许），盐水调匀贴患处。

[功效与适应证] 鲍相璈《增广验方新编》载："脚生鸡眼，真乌梅肉捣烂，入醋少许加盐水调匀贴之自消。"据本草载，乌梅能"蚀恶疮胬肉"有收敛和阻止过多剩肉芽生长的功效，适用于鸡眼症。

按语　《浙江中医》亦介绍有治疗鸡眼的民间验方"乌梅膏"：配制方法：大乌梅150g，入20%盐水500ml，浸泡24小时后，剥取乌梅肉（去核，弃去多余盐水），加食醋75ml，同入乳钵中，研擂成果子酱样便成。用法：将患足用热水泡洗后，把角化上皮肤剔去，露出嫩肉（不必一定见血），取乌梅膏敷上，外用空心纱布垫好，胶布贴上。以后，每天掀开一角，蘸入乌梅膏少许，不必换药，三五天后，鸡眼收缩，变为深棕色，结成薄痂，下生好肉，渐渐黑痂顶起而脱落，下皮与健肤齐平，光洁如初，并无痕迹，也没有痛痒等不良反应，在治疗的过程中，仍可照常工作。疗效：此方在15年中治疗了101例，除2例无效外，余皆痊愈。

腋　　臭

本病是由于腋窝在出汗后所产生的一种异常的臭味，尤其是在炎热的夏季有一种特殊的刺鼻臭味，俗称"狐臭"。情绪激动或食刺激性食物均可使汗液分必增多，汗液不易蒸发和未能及时清洗，皮肤表面的角蛋白和脂质因被浸渍易被皮肤寄生菌分解而产生异臭味。

❀ 冰片酒精溶液治狐臭

[组成与用法] 冰片3g，50%酒精20ml，将冰片置于酒精中，让其自行溶解（注意密封）。用时先将腋部用温肥皂水洗净擦干，再将上药涂搽于腋部即可。10天为1个疗程，一般用1~2个疗程即可。

[功效与适应证] 此方为《湖南医药杂志》（1977年第3期）所介绍，功能活血通络、解毒除臭，适用于狐臭。

密陀僧治腋臭

[组成与用法] 密陀僧 120g，枯矾 30g，共研细粉，用时先将腋部洗净擦干，将药粉扑于两腋下，每日 1~2 次，连用一段时间。

[功效与适应证] 此为民间验方。方中密陀僧能燥湿敛汗，除腋臭；枯矾为白矾经过煅烧而成，功能收敛止痒。二味合用能敛汗、消毒除臭，为治疗腋臭之良方。对手脚多汗者亦可以此药粉搓擦。

急 救

白矾治砒霜毒

清代《秋灯丛话》中有一个白矾解砒毒的故事：莱郡刘某遇僧授海上方，多效，其解砒霜毒，尤为神应，戚某屡求不与，衔之，乃置酒延刘，食毕，扃其户。谓曰：尔已中砒霜毒矣，速与我方，为尔疗。刘不信，顷觉腹中溃痛，乃曰：何恶作剧如是，可疾取白矾三钱来。戚如言取至，调水饮之立解。因恶其吝也，榜其方以通衢。

清代《寿世简便方》载：治砒霜毒，白矾三钱（即 9g），新汲水化下，吐出便愈。《普济良方》也载：砒霜毒，白矾三钱，新汲井水调灌，吐出愈。

甘草解诸毒

甘草是一味用途很广的中药，其性平味甘，有补脾益气、祛痰止咳、缓急止痛、清热解毒的功效。甘草除了矫味之外，还能减低药味的毒性，又能调和各药，故有"国老"之称。

《干祖望医话》载有明代太医与甘草的趣事：明代太医盛寅早上入御药房，忽然头痛如裂，而眩晕欲倒，自己与其他太医俱无办法，不得已找了一位草泽之医。草泽之医即予以一包草药粉末，服后霍然而愈。明宣宗大奇，乃召草泽医而问之，对曰：盛太医晨时空腹进入药房，乃诸药之毒侵袭而病，我的草药仅仅一味甘草。

《临证本草》介绍：甘草有一定的解毒作用，药食中毒，在无医疗条件或无特殊解毒药时，可重用生甘草浓煎顿服，也可配合黑豆绿豆蜂蜜等同煎顿服。另铅中毒，可试与杏仁同煮服（注：此法《健康报》1956 年 10 月有过报道，治铅中毒，生甘草 9g、杏仁去皮尖 12g，二味煎服，1 日 2 次，可连服 3~5 天）；有机磷农药中毒，可试用生甘草 12g 煎汤，送服滑石粉 15g，每日 3 次。凡中毒严重者，不能单用上法，而须及时采用其他急救措施。

《邓铁涛医话集》中有甘草治食物中毒的验案：1968 年八一建军节，某生产兵团 400 多人聚餐吃了节前两天烧好的烧鸭肉，饭后逐渐出现中毒患者，不到 4 小时，已达 200 余人，症见呕吐、腹泻、头晕等。身边医护人员人手不多，乃如法炮制每例用甘草 9g，加水 120ml 左右，煮半小时，为首服煎剂，渣再煎一次，两次煎剂混合后，反复温服，每次 60~70ml。当时领导怀疑一味甘草是否有效？甘草治山荔枝植物中毒有效，现在是肉毒，能否收效？但凭几个医疗队员又无法全面地按常规处理，只得同意服用，密切观察，其症状较重者加输液及注射阿托品，结果全部治愈，这实在是多快好省的抢救方法。

《新中医》（1985 年第 2 期）也有应用甘草治食物中毒的报道：生甘草 9~15g，煎成 300~500ml，2 小时内分 3~4 次内服，轻度一次给药，中度加服煎剂，重度甘草量增至 30g，每隔 3~4 小时胃管注入 100ml，连续 3 日给药，共治疗乌桕籽中毒、山荔枝中毒、不洁烧鸭中毒 454 例，结果均在 48 小时内治愈。

解毒散

清代《卫生方》载有解毒散一方：明矾 30g，甘草 30g。共为细末，每服 6g，不拘冷热水冲服，并擦患处。慎勿以其平淡而忽之，此方有起死回生之功，亦能治蛇犬咬伤，毒气内攻，眼黑口噤，两足僵直，如错服药，则服此散自能吐出取效。

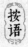方中明矾即白矾，味涩酸性寒，功能祛痰燥湿、解毒杀虫、止泻止血；甘草，清代《验方新编》载："解百药毒，甘草熬膏，日服数次，解毒神效，虽然泻亦无害也。"本方可常备之，以应一时之急，服后如出现或吐或泻，为排毒之正常现象。

毒 虫 咬 伤

❦ 马齿苋治蜈蚣咬伤

[组成与用法] 取鲜马齿苋适量，洗净后和红糖少许捣烂，敷在咬伤处即可。

[功效与适应证] 此为民间验方，有消肿定痛之功。

❦ 番薯叶治蜈蚣咬伤

[组成与用法] 取番薯叶适量，洗净后和红糖少许共捣烂敷患处，止痛即愈。

[功效与适应证] 此为民间乡医所介绍，民间常用于治疗疮疖、毒虫蜇伤等症，本品取材方便，值得推广。

❦ 蒜头治蜈蚣咬伤

[组成与用法] 蒜头数瓣嚼烂（亦可放器皿中捣烂）敷伤处，立可止痛。

[功效与适应证] 方中蒜头除供食用外，还是一味良药，有杀菌、抑菌作用，能有效预防流感、肠炎等因环境污染引起的疾病，被誉为"天然的抗生素"。民间常用蒜头适量，捣烂敷患处，治疗毒虫咬伤肿痛，效果甚佳。

蒲公英治毛虫咬

[组成与用法] 以蒲公英根的白汁，敷之立愈。

[功效与适应证] 民国《验方集成》亦载有治手触诸虫恶刺方：取蒲公英汁厚涂之立即效。

附录：媒体报道

让中医古籍活起来
海南名老中医霍列五上百卷中医古籍入藏省图书馆

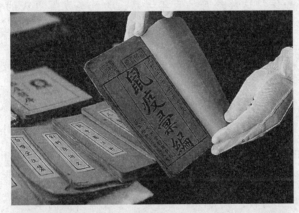

《鼠疫汇编》

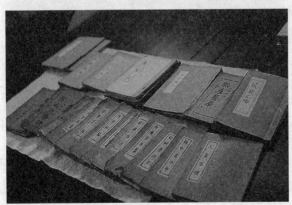

捐赠古籍展示

文\图 海南日报记者 邓钰

在霍毅眼中，父亲霍列五的生命不只是人间的匆匆数十年，更延续在其珍藏的数万卷古籍之中。从上个世纪初，专注于中医研究的海南名老中医——霍列五就四处收藏医书古籍。霍列五去世后，这些古籍被放置在霍毅家里的三个大书柜中，成摞堆在数张书桌上，足有数百种上万卷。

"你听，它们是有生命的，有声音的。"戴着白色棉质手套，霍毅小心翼翼地向记者展示着这些珍藏多年的中医古籍。书页哗啦啦地响，在阳光中飘散出墨香。有些书页露出了被白蚁和老鼠啃噬的残旧躯体，有些书页不免散发出一些岁月沉积的陈腐潮味。"在民间保存，古籍不免受损。给这些'老伙计'找个安心的家，是我和女儿最牵挂的事。"霍毅说。

近日，为了更好地保护这些珍贵的百年古籍，为社会发挥更大的作用，霍毅和女儿霍筱薇将家中上百卷古籍藏书捐赠给海南省图书馆。其中，中医古籍暨民国文献 29 部 30 册上百卷，解放初期期刊 2 种 5 册。

霍家三代的藏书记忆

完成古籍捐赠工作后，霍毅在图书馆一角闲坐下来，悠然谈起霍家三代的藏书记忆。据他介绍，霍列五的藏书之路因求知而开启。霍列五自小与母亲相依为命，在母亲的影响下，慢慢对医学产生了兴趣，有了当"郎中"的念头。但由于没有师父指点，他只能靠收藏、研读各类医书，自学中医。从此，收藏医书对于霍列五而言，成为一件只有起点、没有终点的事。

"父亲收书有股韧劲和巧劲。"霍毅表示，父亲的藏书来路五花八门，书摊、邮局，甚至废品收购站，这些不起眼之处，都是他的寻宝之地。

现在，物流网络四通八达，人们通过网络下单，可以从天南海北购买商品，只需付出低廉的邮费便能在很短的时间内收到货物。20 世纪二三十年代，交通成本高，人们收入水平低，邮购可是件了不得的稀罕事。当时，霍列五却是个不折不扣的购书狂。

"以前，大型的书局常在报纸上刊发新书目录和购买地址，其中不乏珍贵的医书。"霍毅介绍，每逢有价值的医书出版，父亲就会到当地邮政向出版书局汇款购书。有时，一本书要花费两三个大洋，漂洋过海两三个月才能送到，时间和经济成本都很高。"当时，父亲收入不高，可他买起书来眼都不眨一下，宁可不吃饭也要把医书买回来。"

废品收购站是人们丢弃废物之处，在霍列五看来却是等待开采的宝藏。

原来，旧时海南有个传统，如果家里有老人去世，家人便要清理掉老人生前的所有物件，不少医书古籍就此流落。为了收集医书，霍列五经常在海口、府城的各大废品收购站转悠，收购别人家当成废纸变卖的医书。

"日子久了，收购站的老板每次都会拣出医书，专门给父亲留着。"霍毅说。

"有的人家拿书垫桌子，塞墙角，而在我家，人得处处让着书。"霍毅回忆，小时候，家中条件艰难，为了保护好书籍，霍列五煞费苦心。当时，全家人居住在不足十平方米的出租屋中。为了防止书籍受潮，霍家将书塞满了躺柜（上面可以睡人）和立柜，剩下的书籍则堆放在家中唯一的大床上。霍毅的母亲只能在床边加块木板才能睡下，孩子则要在床下打地铺睡觉。这种"书睡床人睡地铺"的景象直到搬家后才得以改善。

受霍列五影响，霍家后人对中医古籍也十分热爱。他去世后，霍毅和女儿霍筱薇做了大量细致的工作，对这些古籍分类整理、重新装订，精心收藏。

"我们现在还延续着爷爷的藏书习惯，比如不让人轻易碰书，天气好时就把书搬出来透透气。"霍筱薇说。

记录海南对抗鼠疫历史

霍家藏书在鼎盛时期多达十万卷，历经浩劫，目前存有数百种上万卷。虽然历经百年，这些古籍多数依然品相完好，在海南民间古籍收藏中非常罕见。

海南省图书馆古籍保护中心办公室主任乔红霞认为，在海南常年酷热、潮湿的环境下，历经特殊年代的辗转，霍家能如此系统、完好地收藏并保存大量中医古籍实在难得。霍家此次捐赠的藏书中，《鼠疫汇编》第五次刻本和民国十八年《疫核医最易》刊本，对海南的地方文献和地方医学研究具有很大的研究价值，成为海南出版史的有力见证。

1911年以前，岭南地区出版的中医古籍并不多。据《中国分省医籍考》介绍，当时在广东省（含海南）编著和重刻出版的医书存目仅191种，传世医籍尤显珍贵。

"《鼠疫汇编》第五刻具有非常宝贵的医学研究和史料保存价值。"乔红霞介绍，该书是我国现存最早的一部鼠疫专著，初刻于1891年。此次，霍家捐赠的第五刻为光绪二十三年（1897年）时任儋州学正的清代医家罗汝兰所编，既是中医古籍，又是罕见的海南文献。

鼠疫是清代岭南地区危害最烈、发生最频繁、涉及范围最广的瘟疫之一。在《鼠疫汇编》第五刻书序中，详细记载了该书在琼医中流传运用的波折过程。

"光绪二十一年夏，四刻初成，秋渡琼候委，得悉是春，海口以疫毙者数千，族人电催此方，过海曾著效验，而琼医未之信也……"《鼠疫汇编》第五刻书序中记录了光绪二十一年，罗汝兰族人曾用书中方法成功救治鼠疫，然而琼州医生并不相信的情况。

当年夏天，罗汝兰担心疫病在他处肆虐，刻印了更为详尽的第四刻书。秋季，罗汝兰到海口等待学正的委任命令时，将《鼠疫汇编》第四刻书带至海口。

据《鼠疫汇编》第五刻书记载，"冬至后，琼州府城疫作，先将所存分派琼医，或从而笑之，甚从而訾之。"在光绪二十一年冬至，府城地区鼠疫发作，罗汝兰将书分发给当地医生，却遭到了他们的嘲笑和诋毁。

直至"二十二年春，疫大作，群医各出手眼，百无一效，以致坏人无数。及二月底，始有信避之法者，迁居海口，延予调治，并参新法，连救重危症数人，求医者踵相接也。每视病开方，即赠书一本，并嘱照医，而十愈八九，一时并救数十人，群疑始息，遂信是方。"从这段记录中可以看到，光绪二十二年春天，鼠疫大作，琼地医生找不到有效救助方法，市民受灾无数。直到当年二月，鼠疫患者寻罗汝兰医治，并获赠该书，患者皆受到有效救治。此后，众人疑虑消除，使用书中方法对抗鼠疫。

"经历两个甲子，《鼠疫汇编》第五刻来到省图书馆，是书缘的传承，也是历史的延续。"乔红霞表示，该书是清光绪年间海南医官在海南补刻出版的医书，也是目前在海南发现的唯一一本存书，对海南的古籍收藏史意义重大。

霍家捐赠的另一本藏书——《疫核医最易》是由琼州乐邑（今琼海市）缅甸华侨卢鸿谟，于民国18年捐资重刊。该书记录了民国时期海南人民抗击鼠疫的珍贵史料。在抗菌药物问世前，中国应用中医药治疗鼠疫的成就，堪称医学史上的奇迹。

中医古籍传新声

省图书馆将对霍家捐赠的藏书进行考证并存档纪录。该馆还将设专区保存此次受捐的所有藏书，并通过数字化、再版等形式，对中医古籍的价值进行充分挖掘。

"和一般古籍不同，中医古籍不仅具有重要的文物价值，还具有极大的实用性。"霍筱薇认为，目前传世的中医古籍保护形势严峻，许多民间流传的中医古籍破坏严重，部分藏书机构将中医古籍束之高阁，秘不示人，这些有价值的中医古籍并未得到应有的有效保护和充分利用。

"捐赠给图书馆后，古籍不仅能得到良好的保护环境，也可以供大众研究考证。让中医古籍'活起来'才是对其最好的保护。"霍筱薇说。

"目前，我们家仍在进行中医古籍的批注整理工作。在合适的时机，霍家将继续向海南省图书馆进行部分捐赠。"霍筱薇说。

（原载　海南日报　2017 年 6 月 19 日　海南周刊）

海南最火中医单方书背后的传承
海南老中医 60 年秘方公开，让海南人民为之沸腾

编导：海南电视台　唐欢

网络连载点击率超六十五万，微博大 V 倾情推荐

2016 年 11 月 18 日，由中国医药科技出版社出版的《老中医霍列五 60 年单验方秘传》在全国发布，引起了强烈的社会关注和反响，在发布会当天该书就被购买超过 2000 本，而在网上商城上架后，也是处于供不应求的状态，一个月内中国医药科技出版社就紧急加印了 3 次，1 个月内一共印了 19000 册。在线上的商城和线下的书店都成为畅销书，订单遍布全国各地。

在此之前，市面上此类的偏方书籍不在少数，而《老中医霍列五 60 年单验方秘传》脱颖而出，不仅在社会各界引起关注，在网络上也引起广泛讨论，还得到了专业医生的极高赞誉。这本书的问世，可以说是霍家祖孙三代几十年的共同心血。

按理来说，民间单验方，很多中医都当成了谋生绝技，秘而不传，霍家祖孙三代为何将 60 年秘传公开？这究竟是本怎样的医书？他们祖孙三代有着什么样的中医情呢？

海南最火单方书半月狂销 5000 册，一个月内紧急加印三次

在海口解放路的新华书店，记者看到《老中医霍列五 60 年单验方秘传》这本书被放在了畅销书的位置，前来咨询的读者络绎不绝，而购买书籍的读者一买就是好几本，这样的单方书能如此畅销，这着实让书店的工作人员措手不及。

《老中医霍列五 60 年单验方秘传》是海南首本老中医个人单验方集。对于此书的热卖，中国医药科技出版社也表示出乎意料，在决定出版此书时出版社按保守计划首印了 5000 册，而本书一上市竟被抢购一空，出版社追

加了 5000 册，仍抢购不断，随后出版社又分别追加了 3000 册、6000 册，依然供不应求。

先父 60 年行医手迹 他花了 39 年时间来整理

这本医书为何能如此轰动？记者来到这本畅销书的作者霍毅的家中，见到了霍毅和霍筱薇父女俩。一进入书房，记者看到书房里堆满了各式各样的医书，数万卷的中医古籍中不乏《黄帝内经》《仲景全书》《本草纲目》等多种明清刻本的珍贵中医古籍，而这些都被霍毅视若珍宝，他用绳子一摞一摞将古籍分类捆好，整齐的收藏在柜子里，连家人未经允许都不能随意翻看。

霍毅介绍到，这本《老中医霍列五 60 年单验方秘传》里的所有方子，都是在这些古籍医书中精选出来的，而此次的书是以单方为主，也有验方，所以才起了这个书名。历代都有不少有关单方、秘方的中医书籍出版，美中不足的是，不少单方书，在介绍方子时，对涉及该方的性质，属寒属热，是虚是实，并没有具体明说，从而造成病者因不清楚药性，而不敢试用。甚至有因不辨病症的寒热虚实，从而造成不良后果的。而霍毅意识到这一点，对所介绍的单方一一介绍其宜忌、具体药性及适应病症。

霍毅从整理这本书到出书期间花了整整 39 年，期间经历过许多波折。之后，在女儿筱薇的帮助下，霍毅整理出来准备出书的中医单验方在天涯网上开始连载了，连载后这些单方验方受到众多网友追捧，点击率近 70 万次。不少网友现身反馈称，对症使用取得非常好的效果。还有的网友还献出了自己家里祖传的秘方，网友的热情和鼓励让霍毅的信心又回来了。根据网友建议，书本作了相应调整和增加，由 5 万多字扩充为 22 万多字，整理的单验方由 200 多则增加为 400 余则。

女儿筱薇看着退休后的父亲每日每夜的超负荷工作，于是她暗暗下了决心，一定要帮父亲加速完成这个心愿。于是，筱薇建议父亲将整理好的方子在网上公布并连载，然后自己注册了一个微信公众号"单方妹有方"，与广大网友互动，并回答网友提问，公众号最多一天有 500 多条咨询，而网络连载也受到关注，网友纷纷发表使用心得并感谢霍毅献方，霍毅的努力终于有了回应，于是在 2016 年 11 月 18 日，酝酿了 39 年的书终于和世人见面了。这一刻，霍毅的内心无比激动，因为那意味着父亲多年的心愿终于得以实现。

民间单验方本是谋生绝技 秘而不传六十年秘传缘何公开？

《老中医霍列五60年单验方秘传》书名所提到的霍列五，就是霍毅的父亲。就这样，60年的中医秘传公开了。可是令人不解的是，在民间很多中医都把单验方当成了谋生的绝技，为何霍老先生一定要让它公开呢？

老中医霍列五，最大的心愿就是让患者少花钱、治好病。单方是最简单也最便捷的方法，是最适合老百姓的药方，所以非常想将自己用过的好的方子留给世人，如今，父亲的心愿终于实现了。从父亲去世的1977年到2016年，整整39年的时间里，霍毅没有放弃，他终于完成了父亲的遗愿，但这只是开始。因为让60年秘传公开，不仅仅只是为了完成父亲的遗愿。

霍毅的父亲霍列五开始是一家杂货店的伙计，因为爱好中医便用业余时间收集各类医书，自学成才，直到中年才开始给人看诊。霍列五开始行医地点基本在老家府城马鞍街附近，而且大多以主动出诊为主，到20世纪40年代的时候，霍列五在海口新民西路开了自己的诊所，并迅速成了家喻户晓的中医。

霍列五的侄女带记者找到了早先霍列五在海口新民西路的诊所旧址，这里也早已经物是人非，可是，在诊所旧址外的墙上竟还悬挂着霍列五的名牌与简介，可见霍老先生依然留在百姓的心中，已经成了那个时代里的一个印记。

霍列五一生乐善好施，对贫困患者不收取分文还免费赠药，他爱用单方治病，因为用药多方子，就意味着患者要多花钱，单方能治好就一定先用单方，其实他这是在为患者省钱，他尽量让患者用最少的钱治好病，有时候他还自己倒搭钱。精湛的医术和高尚的医德，让霍列五的名字传遍了海口的大街小巷，那时人们只要提起霍先生就知道指的是霍列五。

1953年霍列五以特聘专家的身份加入了海南人民医行，即海南省中医院前身，他每天接诊的病号几乎都在100个以上。1968年，78岁高龄的霍列五在医院办理了半退休。退休后的霍列五将全部心思集中在整理医书古籍上面，希望能将良方公布于众，可惜直至 1977 年霍列五去世，他的整理还没有完成。作为儿子的霍毅肩负起了激活古籍里沉睡药方的重任。

眼看中医在逐渐没落，霍毅十分焦急，他试图用自己的方法挽救中医文化，那就是将父亲霍列五一生的心血公布于众，让人人都能掌握中医，让中医融入社会。而在霍毅看来，这也就是 60 年秘传公开的最大意义所在。

霍家祖孙三代人的努力其实就是在拯救传统中医药文化，在为中医药文化的传承保驾护航。

微博大 V 万木草堂堂主李杰："中医来自于生活，它是有情怀的，并不是那么高高在上，这本书让老百姓知道神秘的中医并不神秘。"

海南省医疗救助基金会秘书长范廉君：这本书真正做出来，确实是不容易，单方永远是中国中医的经典遗产，所以说我们每个人都需要这些，比较聪明的简单的方法，对自己的健康也有好处，同时也可以帮助他人。我想所以我觉得筱薇父女做的这件事情是一个大的功德、大的公益行为。

海南省中医院前院长林天东："这是海南第一本老中医单验方集，每个方子大都由霍老用过，并附有历代医生对这个方子的使用体会，经过霍老的后人多次验证有效。重视老中医学术传承，对于弘扬海南中医药文化很有意义。"

霍老先生作为海南本地有名望的一位老中医，他无偿向社会贡献 60 多年的从医秘方，并让后人将其整理出版公布于世，造福世人，这是医者最无私的表现；而霍毅为了父亲遗愿 39 年来孜孜不倦的整理药方准备出版，这是子女大孝的表现；霍家三代的故事让我们看到了一个无私、大孝的家庭，让我们感受到了满满的正能量，我们也希望霍老先生的毕生心血能够能到很好的传承。传统中医药文化是中华文化的一部分，守护中华文化是每个中华子孙的使命。

（原播 海南网络广播电视台 2017 年 4 月 7 日 新闻故事会）

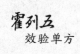
"传起来"中医单方推广项目走入琼中
百本单方书送村医

记者：南海网 孙令正

　　南海网、南海网客户端琼中5月18日消息（南海网记者孙令正）单方是中医药文化的瑰宝，简单有效、价廉效捷，在民间流传了千百年却濒临失传，未能得到有效的整理收集和保护。为了更好地传承中医药文化，传递简便验廉的单方，海南省医疗救助基金会联合海南霍氏单方传人发起"传起来——海南老中医霍列五单方书慈善项目"。日前"传起来"中医单方推广项目走入琼中黎族苗族自治县，并为琼中乡村医生捐赠100本《老中医霍列五60年单验方秘传》。

　　为实现健康扶贫、精准扶贫，给海南偏远地区就医不便的病患，提供更好的帮助，5月17日，"传起来"中医单方推广项目走入琼中，举行了"传起来——海南老中医霍列五单方书慈善项目"百本单方书的捐赠仪式。琼中县卫生和计划生育委员会副主任、琼中县中医院院长唐丽蓉代表接受捐赠，并感谢对琼中健康扶贫工作的支持，希望这些简单易用的单方，通过琼中的乡村医生和基层医师的指导，实实在在帮助到琼中百姓。

　　据悉，《老中医霍列五60年单验方秘传》是海南第一本老中医个人单验方集，出自海南一代名老中医霍列五，也是海南最受欢迎的单方书，有着易学、易用、易推广的特点，能造福众多患者，尤其是偏远地区，就医不便的贫困家庭。"传起来"单方书慈善项目由爱心人士认捐，通过海南省医疗救助基金会送给海南乡村医生、乡村教师、贫困大学生、志愿者，以指导贫困病患使用简便有效的单方。本次活动捐赠的100本单方书，其中60本由陵水雷锋捐赠，33本由海南省中医院前院长林天东捐赠，4本由三亚雷锋捐赠，3本由无名氏捐赠。一些不愿署名的爱心人士，积极参与认捐义购的善举，助力惠及民生的健康扶贫。目前爱心认捐已超 4000 本，数万人受益。

在琼中县中医适宜技术推广培训班上，海南霍氏单方传人霍毅讲述了海南名老中医霍列五六十年使用单方的心得和经验，通过大量生动翔实的医案，为乡村医生和基层医师提供单方指导，如用白糖治跌打损伤，白酒和鸡蛋清治烧烫伤等。受"传起来"活动无私传承中医药文化的鼓励，现场的乡村医生踊跃分享了各自拿手有效的单验方和草药。从医 30 多年的乡村医生，湾岭镇新坡卫生室的罗召伯介绍草药过江龙治产后大出血的方子，吊罗山广大美村委会什富村的黄玉能医生介绍了马鞭草治手指发炎的方子，长征镇什仍村卫生室的王秋来医生分享艾叶心治小儿咳嗽。乡村医生们自豪地说到"这些方子，都是不用花钱的！"很多单验方的取材简单方便，尤其是琼中黎族苗族地区有着丰富的草药资源，就地取材加上有效的指导，可以帮助到很多贫困病患。

琼中正积极开展健康扶贫示范县创建工作，琼中县中医适宜技术推广培训班，开办三年来，每年培训卫生院和乡村医师 100 余人次，为基层的医疗技术培训提供了有力支持。琼中县中医院在"中医中药中国行——进乡村、进社区、进家庭"活动中，仅仅 2016 年就组织下乡义诊、送医下乡活动 30 余次。

简便验廉的单方，对缓解看病难、看病贵有着积极的意义。"让患者少花钱看好病，是爷爷的心愿，也是我们霍家三代人致力推广中医单方的心愿"，海南霍氏单方传人单方妹希望让这些简单实用的单方，走入更多百姓家庭，特别是"传起来"活动能得到支持，深入偏远地区，让更多看病不易的贫困家庭受益。

（原载　南海网　2017 年 5 月 19 日）